예방접종

부모의 딜레마

예방접종

부모의 딜레마

Vaccination
A Parent's Dilemma

그레그 비티 지음

김윤아 옮김

도서출판
잉걸

2012

예방접종 – 부모의 딜레마

펴낸날 2006년 2월 15일 초판 1쇄
　　　　 2009년 11월 20일 초판 2쇄
　　　　 2012년 12월 11일 초판 3쇄
지은이 그레그 비티
옮긴이 김윤아
펴낸이 김진수
펴낸곳 도서출판 **잉걸**
　　　　 등록 : 2001년 3월 29일 제15-511호
　　　　 주소 : 서울시 관악구 신림동 468-6 (조원로 176) 101호
　　　　 전화 : 02) 884-3701
　　　　 전자우편 : ingle21@naver.com

한국어판 © 도서출판 **잉걸**, 2006
ISBN 89-89757-11-8 03510
　　　 978-89-89757-11-5 03510

값 8,500원

이 책을
루이즈Louise, 루크Luke, 샘Sam, 키로Kiro,
루이스Lewis, 레넌Lennan, 찰리Charley에게
사랑을 담아 전한다.

당신이 깜짝 놀라서 우리를 뒤돌아보게 될는지는 모르겠습니다.
우리의 열정적인 투쟁의 결과가
이토록 보잘 것 없다는 사실에 놀랄지 모르겠습니다.
어쩌면 결코 얻을 수 없는 것을 얻으려 했다며,
기이하게 생각할는지도 모르겠습니다.
그러나 정작 모르시는 게 있습니다.
우리의 투쟁이 당신과 연관되어 있을 뿐 아니라,
당신의 인식을 확장시키고 삶을 풍부하게 만들어 주리라는
믿음 속에서 우리가 싸웠으며, 그 믿음이
우리의 무상한 인생을 위로해주었다는 사실을 말입니다.

올리브 슈라이너Olive Schreiner(1855~1920)
남아프리카공화국 페미니스트, 작가

이 책을 준비하는 동안 많은 사람이 다양한 방식으로 도움을 주었다. 책 속에서 언급한 사람들 외에도 감사의 마음을 전하고 싶은 단체와 사람들이 있다.

호주예방접종네트워크Australian Vaccination Network, 호주예방접종정보위원회Australian Council for Immunization Information, 메릴 도레이Meryl Dorey, 수잔 린드버그Susan Lindberg, 리처드 자일스Richard Giles, 지젤 쿡Giselle Cook 박사, 그레그 윌슨Greg Wilson, 켈리 화이트Kelly White, 데니스 리처즈Dennis Richards, 버넘 버넘Burnum Burnum, 셰인 터커Shane Tucker, 스티브 피터웨이Steve Pittaway, 스탠리Stanley와 엘레인 비티Elaine Beattie, 로이 비티Roy Beattie, 그밖에 정보나 격려의 편지를 보내준 이들에게 감사드린다.

그리고 아내 재키Jacqui와 아이들의 인내에 감사한다.

비에라 샤이브너 Viera Scheibner

과학자

그레그 비티는 전문지식과 훌륭한 의식을 가진 부모들을 능히 대표할 수 있는 사람이다. 그와 그의 아내 재키는 자녀의 건강과 학교교육, 삶의 철학에 대해 많은 관심을 기울이고 있다. 자녀를 돌보는 것에 그치지 않고, 정말로 키우고 있다. 특히 자녀의 건강과 관련된 문제에 있어서는 상식적인 정보를 그대로 믿고 따르기보다 정확한 사실을 확인하고자 노력해 왔다.

대부분의 부모들처럼 그레그도 보건당국의 권고를 믿고 첫아이에게 예방접종을 받게 했다. 그러나 홍역 예방접종을 받은 지 3주 후 딸아이는 심한 홍역에 걸리고 말았다. 그때 그는 잊고 있었던 사소한 사건 하나를 떠올리게 되었다. 딸아이가 태어난 지 2~3개월 정도 되었을 무렵 예방접종을 위해 병원을 방문했을 때였다. 소아과 의사는 뇌손상을 일으킬 수 있다는 이유로 백일해 백신 접종을 거부했다. 생각이 여기에 이르자, 그레그는 백신의 안전성에 대한 확신을 얻을 때까지 모든 예방접종을 중단하기로 결심했다. 다른 부모들과 이야기를 나누고 책을 읽으며 의학도서관을 찾아 이 주제에 관해 더 깊이 조사했다.

놀랍게도 많은 아이들이 딸아이와 비슷하거나 더 심한 백신 부작용을 겪었으며, 백신의 여러 가지 심각한 부작용을 다룬 의학문헌들이 적지 않다는 걸 알게 되었다. 심지어 백신 무용론을 펴는 문헌도 있었다.

연구가 계속 되면서 그는 이 주제에 관한 한 백과사전에 가깝다 할 만큼 풍부한 지식을 축적하게 되었다. 그러나 당시에는 이 지식이 실제 활용되리라고는 생각하지 않았다. 단지 자신의 아이들에게 예방접종을 할 필요가 없다는 확신을 얻은 것에

만족했다. 그러나 몇 년 후 자신의 결정이 뜻밖의 결과를 불러온 것에 놀라지 않을 수 없었다. 예방접종을 받지 않은 둘째, 셋째 아이를 위해 지자체가 운영하는 보육시설을 이용하려 했을 때, 아이들이 예방접종을 받지 않았다는 이유로 거절당하고 말았던 것이다. 그레그는 자녀의 예방접종과 관련하여 부모들이 직면하고 있는 문제의 심각성을 미처 예상하지 못했었다. 어이없는 상황에 처한 그는 전문적 지식이라는 거대한 장벽에 도전장을 내밀었다. 예방접종에 대한 강요는 근본적으로 위헌이고 불법이며, 그 자체로 의심스런 일이다. 이런 처치가 안전하고 효과적이라고 선전하면서 왜 굳이 압력을 행사한단 말인가?

이 책은 저자의 매력적이고 친화적인 인격을 잘 반영하고 있으며, 어린 자녀를 둔 부모라면 반드시 알아야 할 문제들을 다루고 있다. 예방접종과 관련된 사실들을 알기 쉽게 소개하면서 자녀들에게 예방접종을 받게 해야 할지, 말아야 할지 부모 스스로 결정을 내릴 수 있도록 풍부한 정보를 담고 있다. 또한 끔찍한 의료행위로 인해 발생한 피해에 대해 어떠한 책임도 지지 않으면서 부모의 권리마저 앗아가고자 하는 의료시스템의 실상을 보여주고 있다. 독자들은 이 책을 통해 훌륭한 영감을 얻고 보다 넓은 시야를 갖게 될 것이다.

김윤아

우연히 발견한 책을 읽고 저자에게 매혹되는 경험은 흔하지 않을 것이다. 그것도 시나 소설이 아닌 정보서를 읽고, 언제나 조는 듯한 상태에 있는 나의 뇌가 퍼뜩 잠을 깼다고 하면 기이한 사람으로 취급받을지도 모르겠다.

첫아이에게서 나타난 '경미한' 예방접종 부작용 때문에, 아니 좀 더 정확히 말해서 그 부작용에 대한 제대로 된 답변을 해주는 이가 없어서 나의 탐색은 시작되었다. 그러다가 이 책을 온라인상에서 발견하고, 저자와 교신을 해보고자 노력했던 일이 벌써 두 해를 넘겼다. 일곱 아이의 아버지이자 컴퓨터 전공자라는 곱슬머리 아저씨를 왜 그리 만나고 싶었던 것일까? 게다가 그는 '유목민'이었다. 친구의 친구를 통해 연락처를 알아내야 하는 일도 그랬지만, 새로 정착한 보금자리에 인터넷을 연결할 때까지 기다려야 하는 일도 어쩔 수 없이 성질 급한 한국 사람인 나로서는 좀 힘들었던 것 같다. 어쨌거나 아무리 봐도 이런 사람이 예방접종에 관한 의학지식을 압축적으로 정리한 책을 쓴 저자라는 것이 신기할 따름이었다.

그런데 이 책의 매력은 많은 부분 저자가 '전문가'가 아니라는 데서 기인하고 있다. 물론 고도의 전문성만큼 배타성을 자랑하는 의학의 특성을 고려할 때, 의학적 지식은 잘못 다루었다가는 '뭣도 모르는' 사람이 제멋대로 지껄인다는 대접을 받기 십상이다. 하지만 의학이라는 것이 무언가? 바로 사람에 대한 지식이자, 바로 나와 내 가족에게 실제적인 영향력을 행사하는 지식이다. 그리고 사람의 몸이라는 것은 상상할 수 없을 정도로 제각각이다. 현대 의학이 달성한 업적들을 폄하하는 것은 아니지만, 생각보다 섬세하지는 않기 때문에 소비자 또는 수혜자가 좀 더 관심을 가져야한다는 것은 분명하다. 드물겠지만 예방접종에 대해 직접적인 관심을 가져본 부모라면 의외로 천편일률적인 정보에 놀랐을 것이다. 그리고 좀더 살펴보면 알겠지만, 그 정보를 뒷받침해주는 대부분의 근거는 제약회사에서 제시한 것이다. 이건 어딘가 모르게 공평하지 않은 게임을 하는 느낌을 준다.

그래서 이 책은 더욱 큰 의미가 있다. 사실 이 책은 전문지식을 체계적으로 다룬 책이라기보다, 어쩌면 국외자일 수 있는 저자가 '감히 성역에 도전'하면서 얻은 산물이다. 그렇다고 호흡이 짧은 상식 모음은 아니다. 한 분야의 지적 결실을 자신의 세계에서 완전히 재구성한 사람만이 풀어낼 수 있는 생동감

넘치는 이야기가 담긴 책이다. 무엇보다도 예방접종의 이런 저런 많은 위험성을 떠나서, 정말 그렇게 효과가 있는 것인지 근원적인 질문에서 출발하고 있다. 그러나 너무 당연한 그의 의문은 사회적 반향은 불러왔을지언정 결국 전문가집단의 아성에 가로막히고 말았다. 그들은 아무런 근거를 제시하지 않고 단지 당신같은 비전문가가 나설 일이 아니라고 일축했다. 우스운 일이지만, 우리가 과학이라는 이름에 한없는 신뢰를 보내고 있는 사이, 어느새 과학은 '신앙'에 자리를 넘기고 말았다. 설사 아무런 근거가 없더라도 믿고만 싶은 마음이란 어떤 것인지, 우리는 이미 2005년 연말에 벌어진 '희대의 사건'을 통해서 알고 있다.

우리사회에서 예방접종은 부모가 아이에게 해줘야 할 최소한의 무엇이 되어있다. 그러나 역사적 사실과 현 상태를 씨실과

날실로 엮어 가며 총체적인 상을 그려보았을 때, 결과는 그렇지 못하다. 이렇게 아무런 고민 없이 무차별적으로 권장할 만큼 그리 안전한 것도, 효과적인 것도 아니다. '얻는 것이 잃는 것보다 많은', '위험성이 증명되지 않은' 등등 사실이 아닌 현란한 표현으로 무장된 방어적 지식이 부모들에게 위안을 줄 수 있을까?

이 책을 읽었다고 해서 분명한 답이 떠오르지는 않을 것이다. 어쩌면 더 혼란스러울지도 모른다. 그러나 독자가 예방접종에 대해 생각하게 되었다는 사실이 더 중요하다. 정말 심각한 상황은 문제에 대한 답을 제시하는 사람이 없을 때보다, 어떠한 담론조차 존재하지 않을 때가 아니던가. 이 책은 아마 담론에 불을 댕길 방화범의 운명을 가지고 태어났을 터이다.

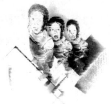

• 본문 각주는 독자들의 이해를 돕기 위해 옮긴이가 실었다.

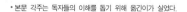

1920년대 퀸즐랜드의 동쪽 해안가에 위치한 번더버그에서 일어난 사건으로 시작되는 이 책은 거의 10여 년 전에 쓰였다. 공교롭게도 2005년 번더버그는 다시 한번 언론의 머릿기사를 장식했다. 수개월간 계속된 뉴스 보도와 조사, 고발, 법적조치로 인해 이 도시는 전국적인 관심을 끌었다. 건강과 관련된 문제이긴 했지만 이번에는 백신이 아니었다.

번더버그 병원에서 발생한 수많은 죽음과 부작용이 이 병원에 고용된 한 의사(언론에서는 그를 '닥터 데스Dr. Death'라 불렀다)와 연관되어 있었던 것이다. 시민과 내부고발자의 요청에 따라 공개조사가 이루어졌다. 물론 충분한 조사결과가 나오기 전부터 성난 시민들은 이 사건에 대한 해명과 처벌, 보건부 장관 및 관련 고위공무원의 사퇴 또는 직위해제를 요구했다. 그러나 이러한 요구는, 판사가 공정하지 못했다는 논란이 이는 가운데 대법원의 판결로 일단락되고 말았다. 닥터 데스는 이미 호주를 떠난 뒤였다. 그에게 책임을 묻기 위해 귀국을 종용했으나 그는 응하지 않았다.

당연히 관심의 초점은 '닥터 데스'에서 병원으로, 병원에서 보건당국으로 빠르게 옮겨갔다. 부족한 재정, 해외에서 교육받은 의사에게 내준 부적절한 면허, 전문의 수련과정에 있는 사람에 대한 불충분한 감독 등등, 보건의료체계의 총체적인 실패라는 선고가 내려졌다. 그러나 어디까지나 관리상의 실패로 부각되었다는 점을 기억해두자. 현대의학이나 의료체계의 근본적인 문제점까지는 고려되지 않았다.

도대체 이 사건과 예방접종이 어떤 연관성이 있느냐고 물을

지 모르겠다. 인내심을 가져주길 바란다.

　우선 병원에 대해 간단히 살펴보자. 호주에서는 매년 수천 명의 사람이 병원에서 사망한다. 대개는 그들이 입은 상해나 질병 때문이다. 그러나 질병이나 상해가 아닌, 오로지 의학적인 처치로 인해 사망하는 경우도 있다. 잘못된 처방, 오진, 실수, 그 이름이 무엇이건 모두 '의료과실'이라는 범주로 묶어 관리상의 문제라는 식으로 얼렁뚱땅 넘어간다. 나는 이 일부의 사례에 주목한다. 이런 문제에 익숙하지 않더라도 다음 통계를 본다면 동요될 수밖에 없을 것이다.

　공식적인 추정에 의하면 호주에서는 매년 약 18,000명의 사람이 질병이나 상해가 아니라 **병원에서 받은 의학적 처치 때문에 사망**한다. 물론 누군가는 '치료에는 항상 위험이 따르고,

……누구나 알다시피……의료진은 최선을 다한다'고 할는지 모르겠다. 충분히 납득할 수 있다. 그런데 매년 18,000명이라니! 호주의 총인구가 2,000만 명 남짓한데 말이다.

의학적 치료로 인한 사망이나 상해는 새로운 현상이 아니다. 이는 의학의 역사만큼이나 오래된 것이며, 이미 '의인성 질환醫因性 疾患 iatrogenic disease'으로 불리고 있다. 즉 의인성 질환이란 의사나 의학적 처치로 인해 발생한 질환을 의미한다. 내가 여기서 논하고자 하는 것은 의인성 질환이나 사망의 특성에 대한 것이 아니라 그 규모다. 호주에서는 병원치료로 연간 약 18,000명이 사망하고 30,000명의 사람들이 영구장애를 갖게 된다.

한편 호주의 연간 교통사고 사망자수는 약 1,600명이다. 이는 의인성 질환의 1/10에도 못 미친다. 많은 사람이 매일 고속으로 달리는 얇고 위험이 가득 찬(운전자의 부주의, 기계적 결함, 기상조건, 교통 혼잡, 속도경쟁, 약물 및 알코올 장애 등으로 인한) 금속 캡슐에 가족을 태우고 달리는 것이 어느 정도 목숨을 건 도박이라는 점은 잘 인식하고 있다. 그러나 의인성 질환에 대해서는 잘 모르고 있다. 죽음의 기회가 도사리고 있는 병원에서는 잘못된 의학적 처치로 교통사고보다 10배나 많은 사람들이 매일 죽어가고 있는데도 말이다!

사실 모든 외인성外因性 사망(호주 통계청의 분류에 따르면 **모든** 유형의 사고와 중독, 폭력에 의한 사망을 포함)을 합하더라도 사망자수는 연간 8,000명 미만이다. 이는 의학적 처치로 인한 사망의 절반에도 미치지 못하는 수치다.

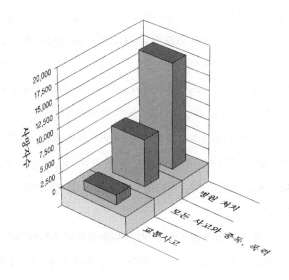

호주의 연간 사망자수 비교

앞의 그림처럼 그래프로 비교해보면 의문이 꼬리를 문다. '의료인의 처치는 어느 정도나 위해한 것인가?' 물론 내가 답할 수 있는 문제는 아니다. 단지 매년 모든 유형의 사고와 중독, 폭력에 의한 사망자의 2배 이상에 달하는 사람들이 병원에서 받은 처치로 인해 사망한다는 점을 말하고 싶은 것이다.

이런 엄청난 통계수치가 과연 관리상의 문제에서 기인한 것일까? 보다 근본적인 실패의 원인을 발견할 가능성은 없을까? 현대의학을 뒷받침하는 이데올로기 자체에 문제가 있는 것은 아닐까?

이 그래프가 말하는 명백한 메시지를 염두에 둔다면 안전에 대해 관심을 기울이는 부모 중 어느 누가 자녀를 병원에 데려가려고 하겠는가? 어떤 상황에서든 말이다.

두 가지만 짚고 넘어가고자 한다. 첫째, 이런 현상이 호주에만 국한된 것이 아니라는 점이다. 전 세계적인 현상이라는 것이다. 미국에서는 연간 약 20만 명이 병원에서의 의학적 처치로 인해 사망하는 것으로 추정되고 있다. 이는 이틀에 한번꼴로 3대의 점보 여객기가 추락하는 것과 맞먹는 수치다. 둘째, 병원 이외의 장소에서 이루어진 처치는 이 수치에 포함돼 있지 않다는 점이다. 실상의 일부만 보여주고 있을 뿐이다.

분명 의학적 치료를 받는다는 것은 매우 위험한 일이다. 의사로부터 직접 그런 이야기를 듣게 될까봐 두렵다면, 자신이 병원을 방문하기 전 어떤 태도를 취했었는지 자문해보는 수밖에 없다. 병을 앓고 있으면서도 치료를 받을 것인지 말 것인지 망설인 적은 없었나? 언제 어떻게 아플 때였나? 정확한 기억을 떠올리기 어렵다면, 이제 이런 상황을 생각해보자. 현재 당신은 아주 건강하다. 그런데 건강이 나빠지는 걸 막을 수 있다며 무조건 어떤 의학적 처치를 받으라고 한다. 당신은 그걸 쉽게 받아들이겠는가?

일상생활을 위협하는 모든 잠재적 위협에 대해 우리는 본능적으로 방어수단을 강구한다. 자신의 집에는 방범창과 경보시스템을 설치한다. 자동차를 몰 때도 차종을 선택하고 속도를 조절하며 적절한 도로와 시간을 선택한다. 거주지역이나 친구, 이웃과 사귀는 방식 역시 스스로 결정한다. 무엇보다도 위험한 의료영역의 처치에 있어서 우리의 유일한 방어수단은 자신의 선택권뿐이다. 따라서 의학적 처치를 권유받을 때 '예'나 '아니오'를 분명히 말할 수 있어야 한다.

다시 예방접종으로 돌아가 보자. 출생 이후 아이가 처음으로 접하는 의료행위는 예방접종이다. 아이의 건강여부에 상관없이 예방접종을 권유받는다. 미래의 어떤 질병으로부터 아이를 보호하기 위해서라는 주장이 맞는 얘길까? 예방접종으로 불리는 이 처치가 실은 가장 미심쩍은 의료행위의 하나가 되고 있다. 비단 예측할 수 없는 위험을 동반하기 때문만이 아니라 실제 어떠한 작용을 하는지조차도 여전히 의문스럽기 때문이다. 백신의 유용성에 관해서는 모든 과학 분야에서 논쟁거리가 되고 있다.

예방접종과 관련해서 고려해야 할 점이 또 하나 있다. 예방접종을 권유받는 것뿐만 아니라 전 세계를 통틀어 다양한 수준에서 예방접종이 요구되고 있다는 점이다. 호주만 하더라도 정부가 운영하는 보육시설을 이용하기 위해서는 예방접종을 받아야 한다. 미국이나 기타 여러 나라들은 아동이 초등교육시설에 입학할 때 예방접종확인서를 제출하도록 요구한다. 그렇다면 이런 압력을 행사하는 이들은 과연 누구일까? 능히 추측이 가능할 것이다. 앞서 살펴본 바로 그 기관들이다. '관리상'의 실수를 저지르는 그 기관 말이다. 그래서 쉽게 저항할 수도 없다. 최악의 경우, 즉 아이가 죽거나 해를 입었을 때도 그들은 처치에 문제가 있다, 없다 한 마디만 던지고 나면 그걸로 끝이다.

개인적으로 이 책이 자녀의 예방접종에 대해 고민하는 부모들에게 도움이 되길 바란다. 어떤 결론을 내리건 나는 다만 의학적 처치, 특히 예방접종에 대해 '예' 또는 '아니오'라고 단호하게 말할 수 있는 사람들이 늘어나는 것이 중요하다고 생각한다. 이것이 바로 인간의 기본권 중 하나인 선택의 자유를 지키는 길이기 때문이다.

　　이 책은 상대적으로 분량이 많지 않은 편이다. 제한된 지면으로 인해 제1부에서는 주요 관심사를 백일해, 홍역, 소아마비로 한정했다. 이 백신들은 지금까지도 '권장' 목록에 올라 있으며, 30년 이상 연구되어 이용할 수 있는 의학문헌들이 비교적 많다.

　　다른 백신이나 예방접종에 대한 정보가 필요하다면 내가 운영하는 웹사이트(www.vaccinationdilemma.com)를 방문해주기 바란다. 여기에는 인터넷상에서 자유롭게 이용할 수 있는 자료 목록이 상당수 제시되어 있다. 컴퓨터나 인터넷을 사용하기가 여의치 않은 사람들을 위해서 도서관이나 서점을 통해 구입할 수 있는 자료들도 안내했다. 꾸준히 관심을 갖다보면, 세계 곳곳에 이 같은 주제를 다룬 문헌들이 많이 있음을 알 수 있을 것이다.

이 책에 담긴 대부분의 정보가 충격적일 수도 있겠지만, 이들은 대개 널리 알려진 의학문헌에서 얻은 것이다. 주변적인 '잡다한' 정보가 아니다.

나는 의식적으로 지면을 백신의 '위험성'에 할애하는 것을 피했다. 이미 위험성을 깊이 있게 다룬 책들은 많다. 때문에 오히려 이익이라고 단정되는 부분에 대해 논의를 집중시키고자 노력했다. 위험성이 덜 중요해서가 아니라 예방접종 자체의 '가치'에 대해 우선적으로 논하고 싶었기 때문이다.

일반적으로 예방접종은 위험성보다 이익에 더 무게를 두고 있다. 그렇다면 정말 이익인지, 얼마만한 이익이 있는지 따져보아야 한다. 단순히 부작용에 대한 두려움 때문에 예방접종을 받지 않기로 한다면, 이는 마음편한 결정이 될 수 없다. 막연한 두려움이 아니라 정확한 사실을 근거로 판단을 내려야 한다.

나는 정보를 얻고자 하는 부모와 의사를 위해 이 주제를 철저히 밝히고자 노력했다. 충고가 아니라 정보를 제공하기 위해서다. 내게 이런 정보들은 무척이나 흥미로웠다. 독자들도 아마 그럴 것이다. 정보의 출처를 밝히기 위해 참고문헌도 제시했다. 극히 일부를 제외하고는, 철저하게 심사하는 것으로 알려진 의학저널에 실려 주목을 끈 것들이다. 더 정확한 정보를 얻고자 한다면, 인근 의학도서관을 찾아 참고문헌을 직접 살펴볼 것을 권한다. 도서관을 갖춘 공립병원이라면 일반인들도 이런 문헌을 구할 수 있을 것이다. 어떤 '조언'이 필요하다면 의사와 이야기를 나눠보는 것도 좋은 방법이다. 이 책에 대한 그들의 평가도 함께 물어보길 당부한다.

나는 독자들이 직접 찾아볼 수 있도록 여러 '참고문헌'을 수록했다. '문헌'과 관련해서는 책의 뒤편에 실은 「덧붙이는 글」을 통해 일반인들의 이해를 돕고자 했다.

　제2부에서는 개인적으로 마루키도르Maroochydore 지방의회와 법률적인 차원에서 다퉜던 투쟁과정을 간략히 다루었다. 나는 내 아이들을 위해 지자체가 운영하는 보육시설을 이용하려고 했었다. 의회는 예방접종을 받지 않은 아동은 잠재적으로 질병의 보균자가 될 수 있다며 아이들을 받아주지 않았다. 이 투쟁이 절정에 달한 것은 이틀에 걸쳐 벌어진 마루키도르 지방법원 청문회에서였다. 당시 내가 법정에서 배운 것은 '의학이라는 이름의 성스런 문서의 근본교리'였다.

PART 1

Vaccination
A Parent's Dilemma

[우선, 해를 주지 않아야 한다.]

히포크라테스Hippocrates(460?~367 BC)
의학의 아버지

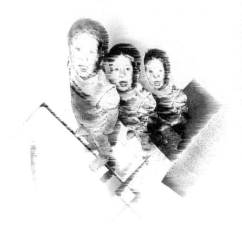

번더버그는 퀸즐랜드 남동쪽에 있는 작은 해안가 마을로, 내가 살고 있는 곳에서 차로 약 세 시간 거리에 있다. 세계적으로 유명한 번더버그 럼주의 본고장이다. 70여 년 전, 이곳은 디프테리아 백신과 관련된 비극의 현장이었다. 여기서 일어난 사건은 내 가족에게도 중요한 영향을 끼쳤다. 부모님이 이 사건 직후에 태어나셨기 때문에 조부모님은 자녀의 예방접종에 대해 고민을 할 수밖에 없었다.

디프테리아 백신은 1920년대에 도입되었다. 호주의 보건당국이 디프테리아 '정기' 예방접종사업을 처음으로 시도하고 있었다. 지금부터 설명하고자 하는 이 사건은 의료계와 호주 사회에 커다란 충격을 주었다. 이로 인해 한동안 예방접종에 대한 대중적 신뢰가 바닥까지 추락해, 가까스로 1930년대 말 이후가 되어

서야 광범위하게 디프테리아 예방접종이 실시될 수 있었다.

R부인의 이야기[1]

1927년 9월 5일, 멜버른에 있는 연방혈청연구소Commonwealth Serum Laboratories[1]는 새로운 디프테리아 백신을 생산하여 전국에 배포했다. 그 중 일부가 번더버그에 도착한 것은 1928년 1월 6일이었다. 당시 번더버그 보건소 의사였던 어윙 톰슨Ewing Thompson은 이 백신으로 아동들에게 접종을 시작했다.

1월 27일, R부인(실명이 알려지진 않았다)은 예방접종을 위해 세 아들을 데리고 보건소를 방문했다. 첫째 T가 다섯 살, 둘째 W가 네 살이었고 셋째 M은 두 돌이 가까워지고 있었다. 이들은 오후 4시에서 5시 사이에 접종을 받은 후, 집으로 돌아와 저녁을 먹고 잠이 들었다.

밤이 되자 아이들이 하나씩 앓기 시작했다. 9시 30분경 T가 토하기 시작하더니, 9시 45분에 W가, 11시에 M이 토하면서 밤새 점점 상태가 나빠졌다. 다음날 아침 일찍 R부인은 의사를 불렀다. 오전 9시경 도착한 의사는 약 2시간 반가량 머물렀다.

R부인은 걱정이 이만저만 아니었다. 아이들의 상태는 악화

- - - - - -
1 현재 호주의 공기업인 CSL Limited(1990년 설립)의 전신. 1911년 연방백신보급소(Commonwealth Vaccine Depot)로 출발하여, 1916년 연방혈청연구소, 1961년 연방혈청제조위원회(Commonwealth Serum Laboratories Commission)로 변화해 오면서, 공중보건에 필요한 혈청이나 백신, 의약품을 생산하고 있다.

되기만 했다. 오전 11시경 결국 의사는 W를 병원으로 데려가기로 했다. W는 전신이 새파랗게 변해 있었고 의식도 맥박도 없이 얕은 숨만 내쉬었다. 게다가 양쪽 팔에 경련이 일고 다리와 턱은 뻣뻣해졌으며, 양손이 오그라든 채 입만 약간 벌리고 있는 상태였다.

45분 후 W는 사망하고 말았다. R부인의 네 살배기 아들은 그렇게 가버렸다. 한 시간 뒤 T와 M도 병원으로 호송되었다. 그때가 접종을 한 다음날 오후 12시 45분이었다. T는 고열과 빠른 맥박, 가쁜 숨을 몰아쉬며 몸의 곳곳이 파래졌고 손에서 경련을 일으키고 있었다. 의식도 없었다. M은 더 심한 상태였다. 이미 전신이 새파래져서 경련을 했다.

결국 두 살짜리 막내아들 M이 오후 4시 30분에 사망했다. 맏이인 T는 끈질기게 생명을 이어가고 있었으나 다음날 새벽 2시 45분에 역시 숨을 거두고 말았다.

"내 작은 천사들, 모두 가버렸구나." 세 아들이 무덤에 묻히던 날, 심금을 울리는 R부인의 통곡이 신문기자들에 의해 알려졌다. 그러나 R부인만 이런 비극을 겪은 것은 아니었다. 같은 시간에 두 살, 네 살의 어린 두 딸이 어느 아버지 손에 묻히고 있었다. 그들 역시 같은 날, 같은 시간에 같은 의사로부터 디프테리아 예방접종을 받고 사망했다. 그들의 어머니는 병원에 입원해 있는 여섯 살, 여덟 살 된 두 아들 곁을 지키느라 딸들의 장례식에도 참석할 수 없었다. 아들들 역시 디프테리아 예방접종을 받고 심하게 앓고 있는 상태였다.

사태는 거기서 끝난 게 아니었다. 모두 21명의 아이들이 같은 날 오후 4시에서 5시 사이에 접종을 받았고, 이들 중 단 3명만이 별다른 이상이 없었다. 18명이 심하게 앓다가 12명이 사망했다. 가장 오랫동안 생존한 아이가 R부인의 장남 T로 접종 후 겨우 34시간을 버텼다.

이 이야기는 모두 사실이다. 아이와 부모들 역시 실제 인물들이다. 하지만 비극을 떠나 이는 걱정스런 현실의 한 단면이다. 우리는 여전히 그 걱정스런 현실 속에서 살고 있다. '치료적 선행therapeutic beneficence'[2]이라는 말이 있다. 앞으로 나는 그 말이 무엇을 뜻하는지, 이 사건과 어떻게 연관되는지 설명하고자 한다.

비극적 참사를 계기로 의료계는 엄청난 압박에 시달렸다. 어떤 식으로든 설명을 해야만 했다. 호주 국민들은 어린이들을 상대로 한 러시안룰렛 같은 예방접종의 도입을 수용할 수가 없었다. 새로운 백신을 장려해 온 사람들은 이를 잘 알고 있었다. '사고'는 과거에도 보고된 바가 있었기 때문이다.

그에 따라 사고 발생 2주 만에 《호주의학저널Medical Journal of Australia》은 논평을 통해 다음과 같은 문구로 대중의 공포를 누그러뜨리려 했다.

이 사건과 디프테리아 관리 사업은 별개의 사안이다.……문제를 올바른 관점에서 보기 위해서는 다음과 같은 점을 고려할 필요가 있다.……이 사건과 관련해서 아이들이 다른 외부 원인에 의해 감염되었을 수 있음을 기억해야 한다.……성급한 사람들은 번더버그에서 일어난 슬픈 사건으로 디프테리아 퇴치 사업을 반대할 수도 있다.……사고의 원인은 명백히 밝혀질 수 있으며, 따라서 해결될 수 있다.

왕립조사위원회

왕립조사위원회는 즉각 원인을 조사하라고 지시했다. 의학 전문가로 구성된 조사단은 의욕적으로 진상파악에 나섰다. 우선 아이들 모두 어떤 병을 가지고 있지나 않았는지 조사했다. 아니었다. 식중독이었나? 아니었다. 같은 학교에 다녔나? 아니었다. 같은 동네에 살았는가? 아니었다. 백신 준비과정에서 어떤 문제가 있었나? 아니었다. 파상풍으로 인한 사망인가? 역시 아니었다.

조사단은 백신이 담긴 병으로 주의를 돌렸다. 그 병에는 아이들에게 사용한 백신이 약간 남아 있었다. 검사 결과, 세균이 분리되기는 했지만 동정同定 identification[3]을 할 수가 없어서 '번더버그 포도상구균'으로 이름을 붙였다. 이것이 원인이었을까? 조사단

• • • • • •
3 생물학 분야에서 생물을 분류할 때, 주어진 시료가 어떤 분류군에 속하는지 근연관계 등을 따져 판정하는 작업을 말한다.

은 확신할 수가 없었다. 그들은 이것이 원인이 될 수 없는 이유로 다섯 가지를 꼽았다. 첫째, 아이들이 너무 빠르게 사망했다. 둘째, 발견된 균이 원인이라면 곳곳에 퍼진 농양이 보여야 했다. 셋째, 전체적으로 뚜렷한 병변이 없었다. 넷째, 혈액배양에서 포도상구균이 발견되지 않았고 다섯째, 문제의 세균은 동물실험에서 토끼를 제외하곤 아무런 증상을 일으키지 않았다.

그러나 반드시 원인을 찾아야만 했다. 다소 주저하면서도 전문가들은 이 새로운 균이 원인이었다고 결론을 내려버렸다. 《호주의학저널》은 두 차례에 걸쳐 왕립조사위원회의 전체 조사결과를 소개했다. 함께 실린 논평에서는 영국과 유럽의 전문가 일부가 대규모로 백신을 사용하는 것에 반대했다고 밝혔다. 그리고 다음과 같이 내키지 않는 듯한 권고를 했다.

요약하자면, 오늘날 독소-항독소 예방접종사업은 부분적으로, 선별적으로 시행하되 어떠한 강제도 동원하지 않아야 한다는 점을 염두에 두어야 한다.

하지만, 번더버그에서의 재앙에도 불구하고 의료인들은 대중에게 디프테리아 예방접종이 '상대적으로' 안전하다는 확신을 심어주어야 할 의무가 있다고 계속 주장했다. 의사들은 지금까지도 여전히 이 '의무'에 잘 따르고 있다. 그 당시에는 환자도 알아야 할 의학적 처치를 의사의 판단에 맡기는 것이 옳다고 여겼으며, 의사는 환자가 치료에 잘 따르도록 하기 위해 필요하다면 거짓말을 하거나 정보를 숨길 권리까지 있다며 이를 당연시했다. 의사-환자 관계에서 이런 요소를 '치료적 선행'이라 불렀다.

물론 지금도 의사들에게는 예방접종을 장려하고 백신의 안전성과 효용성을 대중들에게 확신시켜야 할 '의학적 의무'가 있다. 실제 그들은 종종 부모들이 우려하는 부분을 숨긴다(간혹 몰라서 그런 경우도 있다). 대개 부모들은 어린 자녀의 허벅지를 주사바늘로 찌르는 것을 편치 않게 생각한다. 그렇기 때문에 더욱 필요한 일이라며 의사들은 그런 행위를 정당화한다. 예방접종에 대해 의문을 제기하는 의사는 흔히 배척당하거나 제명시키겠다는 위협을 받는다. 일반인이 의문을 제기하는 경우에는 잘 모르면서 유언비어나 퍼뜨리는 과격주의자라고 즉각 낙인을 찍는다. 흔히 비판은 과학의 원동력이라고 하지만, 예방접종 분야만큼은 이를 수용하지 못하고 있다.

'사고'는 예방접종이 시작된 약 200년 전부터 때로는 번더버그에서처럼 집단적으로, 때로는 산발적으로 계속 발생해 왔다. 그러나 그 '의학적 의무'로 인해, 설사 부모일지라도 의사로부터 아무런 얘기를 들을 수 없게 되었다. 예상치 못했거나 '설명할 수 없는' 사망사건이 발생하면 의료계는 대중의 공포를 완화시키기 위해 재빨리 결속하여 예방접종 캠페인을 옹호한다. 이들은 사건이 알려지는 것을 효과적으로 차단하기 위해 정밀하게 조직된 결속체라 아니할 수 없다. 많은 사람의 의심에도 불구하고 조직적으로 발표되는 의학적 견해는 거의 모든 의문을 봉쇄해버린다.

지난 30년 사이에 '설명할 수 없는' 사망이라는 새로운 범주가 생겼다. 이른바 유아돌연사cot death, SIDS[4]다. 유아돌연사는 예측할 수 없고 설명할 수 없는 유아의 사망을 뜻하며, 주로 생후 2개월과 4개월 사이에 발생한다. 이 시기는 아기가 태어나 첫 번째, 두 번째 예방접종을 받는 시기와 일치한다.

당연히 일부 연구자들은 양자 사이에 연관성이 있을 수 있다는 의견을 제시했다. 미국에서는 연관성이 의심되자 백신 원료를 전량 회수한 경우도 있었다. 연관성을 조사하기 위해 다각적인 연구가 이루어졌지만, 그것은 둘 사이의 연관성에 대한 의심만을 불식시키기 위해 이루어진 조직적인 노력에 불과했다. 분명 돌연사와의 어떠한 연관성이 밝혀지기라도 한다면 예방접종은 끝나게 될 것이다. 이는 과학적인 문제라기보다 정치적인 문제였다. 이처럼 전문가들은 '근거 없는 이야기들'이 확고한 지위를 얻기 전에 사라지게 만들 '의무'를 지고 있다.

예상치 못한 사망 외에도, 백신은 마비에서부터 뇌손상, 혈액순환장애, 신경계 문제, 관절염 등 심각한 문제들을 야기한다. 하지만 담당의사에게 백신의 위험성에 대한 질문을 하더라도 부모를 안심시켜야 하는 의사의 일차적 '의무'로 인해 우리는 의사로부터 위험성과 관련된 어떤 얘기도 들을 수 없다. 백신은 아주 안전하다는 말만 들을 수 있을 뿐이다.

· · · · · ·

4 'cot death'를 직역하면 요람사다. 정식 의학용어가 유아돌연사증후군(SIDS, Sudden Infant Death Syndrome)이다.

만약 부모가 문헌에 나타난 위험성에 대해 그렇지 않다는 확신을 요구하면 그들은 재빨리 '상대적으로 안전하다'고 둘러댄다. 다시 말해 **위험성보다 이익이 크다**는 것이다. 전문가들이 한결같이 주장하는 이런 의견은 실상에 관한 토론의 필요성을 효과적으로 잠재울 수 있다. 일치된 목소리가 핵심이다. 이렇게 의학계는 현상을 유지시켜 나간다.

그러나 위험성은 등식의 한 쪽만 보여준 것이다. 위험성이 이익에 의해 상쇄될 수도 있기 때문에 이 책에서는 이익에 대해서도 자세히 살펴보고자 한다.

번더버그 사건 이후의 디프테리아 백신

번더버그에서 발생한 비극의 여파로 당연히 대중이 백신을 받아들이기까지 상당한 시간이 걸렸다. **치료적 선행**의 우세에도 불구하고 디프테리아 백신이 다시 신뢰를 회복해, 아이들의 목숨을 앗아가기 시작한 것은 1930년대 말 이후였다.

나의 아버지와 어머니가 초등학교에 입학한 게 그 무렵이었다. 어머니는 당신이 초등학교에 입학하던 그 해가 학교에서 예방접종이 실시된 첫해라는 것을 기억하고 계셨다. 어머니만이 학급에서 유일하게 예방접종을 받지 않은 아이였기 때문에 또렷이 기억하고 계셨다. 완고하셨던 외할아버지는 자녀 중 어느 누구에게도 예방접종을 시키지 않으셨다.

외할아버지는 이웃의 아이가 수년간 심각한 질병에 시달리는 것을 보고 자녀들에게 러시안룰렛 같은 도박은 하지 않겠다고 굳게 결심하셨다고 한다. 물론 겁에 질려 우물쭈물하면서 주사 맞을 차례를 기다리는 같은 반 친구들 앞에서 어머니는 의기양양해 했다.

어머니와 이모, 두 분의 외삼촌 모두 어떤 예방접종도 받지 않으셨다. 그러나 소아마비, 디프테리아, 백일해, 홍역의 '절정기'였다고 말하는 그 시절에 아무도 그런 병에 걸리지 않았다.

나는 1960년에 태어났다. 어릴 때 어떤 백신을 접종 받았는지 잘 모르지만 내 어머니는 성실한 시민이셨기 때문에(지금도 여전히 그러시다) 의사가 권한 대로 내게 접종을 받게 하셨을 것이다. 부모님들은 당신들이 얻을 수 있는 정보 내에서 최선의 결정을 내리셨고, 나는 그 점에 대해서는 감사한다.

하지만 나는 부모님의 결정이 과연 이 책에서 다룬 것 같은 정보를 접하고 이루어졌는지에 대해서는 의문을 갖는다. 물론 요즘 부모들도 주치의의 충고에 상당히 의지하지만, 정보의 시대가 열린 지금은 당시에 비해 많은 것이 달라졌다. 오늘날 우리는 다양한 종류의 많은 정보를 얻을 수 있다. 가정에 설치된 컴퓨터를 이용하여 원하는 주제에 대한 가장 최신의 정보를 찾을 수 있다. 심지어 지역 병원도서관의 선반에 얹히기도 전에 의학전문지 최신호를 읽을 수도 있다.

상황이 변화한 데는 또 다른 이유가 있다. 거의 200년간 의료인들은 의료서비스를 독점적으로 제공하는 지위를 누려왔다.

이를 위해 의료인들은 가장 효과적인 독점수단인 법을 동원했다. 20세기 초까지만 해도 의학교가 아닌 여러 종류의 학교를 졸업한 의료시술자들이 환자에게 건강에 대한 조언을 했다는 이유로 감옥에 가는 일이 흔했다. 기본적으로 무면허 의료시술자가 건강에 대해 조언하는 것 자체가 용납되질 않았다. 미국의 작가이자, 지금은 가장 위대한 건강 현자로 존경받는 허버트 셀턴Herbert M. Shelton도 1985년 사망하기 전까지 여러 차례 수감된 적이 있었다. 그는 철학박사를 비롯해, 지압요법, 자연요법, 생리치료학, 자연과학 등 9개의 학위를 가지고 있었다.

다행스럽게도 많은 것이 바뀌고 있다. 100년 전에는 척추지압사들이 시술을 할 경우 감옥에 가야 했다. 오늘날 호주에서는 사보험으로 이 시술을 받을 수 있다. 아마 장래에는 '메디케어'[5]로 보험 혜택을 받을 수도 있을 것이다. 서서히 보건영역에서 의학의 지배력이 해체되고 있다.

정보 얻기

이제 의사를, 건강문제와 관련된 정보의 원천 중 **선택할 수 있는 하나**로 여기는 것도 이런 변화의 결과다. 특히 예방접종과 관련해서는 의사가 최선의 정보원이 아닐 수도 있다는 의식마저 싹트고 있다. 의학문헌에 실린 내용에 대해 제대로 알지 못

· · · · ·
5 호주 정부에서 운영하는 의료보험제도다.

하는 의사도 꽤 있다. 그들에게 필요한 것이라고 해봐야 고작 '언제', '어떻게' 예방접종을 해야 하는지, 이를 확인할 수 있는 가장 기초적인 정보뿐이다.

호주 빅토리아주에서 765명의 의사를 대상으로 실시한 최근 조사2)에서는 단 9%만이 백일해 백신의 사용시점을 정확하게 서술했다. 54%의 의사들은 권장하지 않는 상황에 백신을 사용하고 있었다. 접종률을 향상시키는 것이 아주 중요한 일이기 때문에 이런 행위가 일면 타당하다고 생각할 수도 있다.

의사들은 예방접종에 대한 기초이론을 배우면서 그 속에 담긴 신념도 배운다. 이는 일종의 세뇌다. 의사라면 정보제공자라기보다는 조언자로서의 역할에 충실해야 한다면서, 전문가가 되기 위해서라도 능숙하게 처리해야 할 범주의 문제라고 주입시키는 것이다. 그들은 배운 대로 권한다.

백신에 대한 의학적 연구는 약 200년 전 예방접종이 시작된 이후부터 계속 축적되어 왔다. 하지만 나는 평균적인 의사들이 이런 연구의 일부라도 소화했으리라고 기대할 수가 없다.

논란의 여지는 있지만, 의사는 인류가 직면한 가장 큰 문제인 건강을 다루는 사람이다. 건강과 관련해 다방면에 정통하기 위해서는 한 사람이 일생동안 쓸 수 있는 시간보다 더 많은 시간이 필요할는지도 모른다. 물론 대부분의 의사들은 예방접종을 잊어버려도 될 만큼 소홀히 해도 되는 분야로 여겨 왔다. 다행이라면, 최근 이런 상황 역시 달라지고 있다는 점이다.

예방접종에 관한 모든 것이 다 옳지는 않을 수 있다는 자각이

의료계 내에서 커지고 있다. 최근의 언론보도는 그런 자각이 보건당국에 대한 문제제기로 비화했음을 보여준다. 그러나 당국은 여전히 환자에게 예방접종을 받지 말라고 권유한 의사들에게 법적조치로 위협을 가하면서 응수하고 있다.

제약회사

제약회사는 백신을 만들고 판다. 그들 역시 의사와 정부, 대중에게 정보를 제공한다. 이것은 사업이다. 제약회사의 관심사가 경제적인 것이기는 하지만, 정보제공자로서 그들의 역할은 지대하다. 아이들의 영양에 대한 주요조언자로서 거대 사탕제조사를 떠올려본다면, 뚜렷한 이해관계의 충돌을 볼 수 있을 것이다.

《영국의학저널*British Medical Journal*》은 논평을 통해 의사들에게 다음과 같은 경고를 보내고 있다.[3]

제약회사 영업사원들은 의약품의 "스텔스 폭격기"다. 그들은 갑자기 들이닥쳐 의사의 처방습관(어떤 저널의 논문이나 공식적인 교육자보다 나은)을 바꿔놓고 사라져버린다. 미국에서는 개원의 15명당 1명(이는 많은 대학이 선망하는 학생 대 교수의 비율이다)의 약품 영업사원이 배정되어 있다.

······"이 약으로 처방하세요"라는 구절로 끝을 맺는 그들의 메시지는 언뜻 의학적 근거가 있는 것처럼 보이지만, 실은 대개

정서적인 호소와 논리적 오류가 뒤섞여 있기 십상이다.

……최근 영업사원들이 제공하는 정보의 정확성을 분석한 결과에 따르면, 선전문구 10개 중 하나는 회사 자체실험 문건과도 일치하지 않는 것으로 판명되었다. 불행히도 임상의 4명 중 1명만이 이 정보가 잘못된 것이라는 점을 인식하고 있었다. 올바른 정보를 얻기 위해서는 의심이 필수다.

……**그들이 정확한 정보로 결론을 내릴 것으로 믿어선 안 된다. 자신을 위해서라도 결정적인 제약공정 정보는 스스로 확보해야 한다.**

제약회사들은 의학연구와 교육에 재정을 지원하고 이를 운영한다. 《미국의학협회지*Journal of the American Medical Association*》에 이런 보고내용이 실린 적이 있다. "미 상원 보고서에 따르면, 제약회사들은 연간 약품 판촉비로 100억 달러를 지출한다."[4] 그들은 교육자료를 제공하면서 영업사원들도 내보낸다. 그들이 의사와 약사, 보건 공무원들을 가르친다. 의사가 무엇을 말하고 생각해야 할지 교육한다. 그들은 보건당국과도 긴밀한 관계를 맺고 있다. '자문역'이 좋은 의도를 가지고 있을 수도 있지만, 의도적으로 우리를 속일 수도 있다. 예방접종은 그들에게 거대한 사업임을 기억해야 한다. 《머니 매거진*Money Magazine*》의 조사에 의하면, 미국 한 곳에서만 백신판매로 인한 총수입이 1990년약 5억 달러에서 10억 달러로 2배가량 상승했다. 호주에서는권장목록에 올라 있는 '무료예방접종' 백신을 구입하는 데만연방정부가 연간 1,700만 달러를 배정한다.

예방접종과 관련된 위험성은 너무나 심각해서 질적 수준에 관계없이 누구 한 사람만의 의견을 토대로 결정을 내릴 수가 없다. 자녀의 건강에 책임을 지고 있는 것은 우리 자신이지 의사가 아니다. 물론 책임을 의사에게 떠넘길 수도 있다고 생각할는지는 모르겠다. 그러나 만약 자녀에게 '불행한 결과'가 나타난다면, 그 책임은 결코 떠넘길 수 없는 성질의 것이었다는 사실을 알게 될 것이다.

예방접종의 위험성

안전한가요? 대부분의 부모가 예방접종에 대해 묻는 첫 번째 질문이다. 불행히도 '안전'이란 말은 상대적 용어다. 의사가 백신이 '안전'하다고 말할 때, '절대적으로 안전하다'는 뜻으로 받아들이면 오산이다. 그들의 의견 속에서 실제 뜻하는 바는 '상대적으로 안전하다'는 것이다. 먼저 공식적으로 밝혀진 부분에서부터 시작해보자.

1986년 미국 정부는 의학연구소IOM, Institute of Medicine에 백일해, 디프테리아, 파상풍, 소아마비, 홍역, 볼거리, 풍진, B형 간염, B형 헤모필루스 인플루엔자(Hib) 백신의 위험성과 관련된 문헌을 철저히 고찰할 것을 주문했다. 의회가 예방접종피해보상법National Childhood Vaccine Injury Act, 1986의 조문에 근거하여 연구를 요구한 결과였다. 이 법은 예방접종으로 피해를 입은 사람에게 피해보상을 해주기 위해 마련된 범국가적 제도다. 미국 정부는 어떤 사례가 보상에 합당한지 결정할 수 있는 지침이 필요했다. 당연히 백신에 의해 유발될 수 있는 문제와 그렇지 않은 것에 대해 알 필요가 있었다. 정보를 얻기 위해 의학연구소에 문헌고찰을 주문한 것이었다.

유례없이 광범위한 문헌고찰이 이루어졌다. 그러나 논문 초록만을 검토했기 때문에 범위만 넓었지 깊이가 없다는 비판을 받았다.

문헌고찰 결과는 1991년, 1993년, 1994년에 3부분[5]으로 나뉘어 발표되었다. 전문위원들이 수천 편의 연구논문과 수백 건의 미발표 사례들을 검토했다고 했다. 그들은 유용한 근거를 토대로 예방접종이 다음과 같은 문제를 일으킬 수 있다고 결론지었다.

- 급성 뇌증(뇌의 염증)
- 간혹 사망까지 초래하는 만성 신경계 기능부전(신경, 운동, 감각, 학습, 행동, 자기방어 등의 능력 저하 문제를 포함)
- 아나필락시스[6](심한 알레르기 반응)
- 열성경련
- 그치지 않는 울음

· · · · ·
6 격심한 알레르기 반응으로 혈압저하, 호흡곤란 등 중증의 전신반응이 나타나는 것을 말한다.

- 상박신경염(팔 신경의 염증)

- 길랭-바레증후군(심한 신경염증으로 마비 초래)

- 급성 관절염

- 만성 관절염

- 혈소판감소증(혈소판의 부족)

- 홍역

- 홍역으로 인한 사망

- 마비성 소아마비

- 소아마비로 인한 사망

이외에도 간질, SSPE~Subacute Sclerosing Panencephalitis~(아급성경화성 범뇌염,7 홍역의 장기 합병증), 시신경염(시신경의 염증), 당뇨, 불임, 무균성(바이러스성) 뇌막염, SIDS(유아돌연사), 청각장애, 류마티스성 관절염, 탈수초성질환8(예를 들어 다발성경화증9) 등에 대해서도 조사했다. 그렇지만 위원들은 예방접종이 그 '원인'으로 작용하는지 여부를 판단할 만한 충분한 연구자료가 없다고 결론지어버렸다.

· · · · ·

7 홍역 바이러스에 감염된 후 대개 2~10년 사이에 발생하는 뇌신경계 질환이다. 이 병에 걸린 아동은 기억력 장애, 정서불안, 경련, 성격변화 등을 보이고 점진적으로 증상이 심해지다 사망에 이르기도 한다.

8 중추신경계 세포를 감싸고 있는 수초(髓鞘, Myelin)라는 물질이 염증으로 인해 파괴되면서 신경학적 장애를 일으키는 질환이다. 대개 증상의 악화와 완화가 반복되며, 치료가 어렵다.

9 대표적인 탈수초성질환으로 중추신경계, 즉 뇌와 척수 곳곳에서 다발성으로 나타나는 염증성질환이다. 초기에는 행동 및 감각 둔화 등의 증상만 나타나나 서서히 악화되어 운동 · 감각 · 언어 · 의식 · 사고 장애 등 다양한 증상이 발현된다.

사실 그들은 문헌을 통해 얻을 수 있는 정보가 극히 부족하다는 점을 지적하며 매우 비판적인 태도를 보였다. 기본적으로 무언가를 입증하거나 반증할 만큼 충분한 연구가 이루어지지 않았던 것이다.

그 이유 중 하나는 부작용에 대한 연구를 지원하는 조직이 그다지 많지 않기 때문이다. 그러나 위에서 열거한 질병 중 두 가지(다발성경화증과 시신경염)는 스미스클라인 비첨[10]이 생산한 B형 간염 백신 포장지에 표시된 부작용 목록에 올라 있다.

그 외에 알아두어야 할 내용

● 일본은 MMR 백신(홍역, 볼거리, 풍진 혼합백신)이 무균성 뇌막염을 일으킬 수 있다는 사실이 밝혀지자(접종 1,044건당 1건) 1993년 4월, 이 백신의 사용을 중지했다.[6]

● 최근 뉴질랜드의 B형 간염 예방접종사업의 효과를 연구한 연구자들은 간염 백신이 당뇨병을 60%나 증가시켰다고 결론지었다. 이보다 앞서 시행한 Hib 백신에 관한 연구에서도 유사한 결과를 얻었다.[7]

● 1975년 일본에서는 대규모 사망사고로 인해 오카야마현 의사들이 예방접종을 집단적으로 거부하자 백일해 예방접종을

• • • • •
10 2001년 스미스클라인 비첨은 글락소 웰컴과 합병하여 현재의 글락소스미스클라인(GlaxoSmithKline, GSK)이 되었다.

중단시켰다. 그랬다가 1976년 재도입하게 되었는데 2세 이상의 소아만을 접종대상으로 정했다.[8] 지금까지 일본은 세계에서 유아사망률과 유아돌연사율이 가장 낮다.

● 스웨덴은 1979년 무용성과 위험성 때문에 백일해 예방접종을 중단했다. 스웨덴은 세계에서 두 번째로 낮은 유아사망률(1,000명당 6명)과 유아돌연사율을 자랑한다. 이탈리아에서는 백일해 예방접종을 하지 않으며, 독일 함부르크에서도 1962년에 중단했다.[9]

● OPV(호주에서 사용되는 소아마비 백신)[11]는 지난 40년 동안 선진국에서 보고된 소아마비 발생사례의 주요 **원인**이었다. 미 보건당국은 1980~89년 사이에 '백신으로 인한 소아마비 발생' 사례를 80건이나 보고한 바 있다.[10] 소아마비 발생 사례로 1980~85년 사이에만 55건이 보고되었는데, 이중 51건이 백신에 의해 발생했다.[11]

미국에서는 1961년 이래 발생한 거의 모든 소아마비 사례에 있어서 사빈 소아마비 백신이 그 원인으로 보고된 적이 있었다. 1976년, 4명의 의학자가 상원 보건분과위원회 청문회에서 예방접종을 아예 받지 않는 것보다 예방접종을 받는 것이 더 위험할 수 있다는 의견을 밝혔다. 소아마비 사백신을 처음으로 개발했던 조너스 솔크Jonas Salk박사는 사빈 백신이 "1961년 이후 미국에

• • • • • •
11 경구용 소아마비 생백신이다. 본문 다음 단락에 나오는 사빈(Sabin) 소아마비 백신은 이를 말한다. 우리나라에서는 2005년 이후 소아마비 사백신(IPV)을 사용하고 있다.

서 보고된 140건의 소아마비 사례의 유일한 원인은 아닐지라도 주요 원인"이라고 했다.[12] 노르웨이는 이 문제로 인해 1979년 사빈 백신의 사용을 중단했다.[13]

지난 50년간 문헌상에는 '유발성 소아마비provocation polio'라는 용어가 사용되어 왔다. 유발성 소아마비란 의학적 처치(대개 소아마비 외의 백신들)로 인해 발생한 소아마비를 뜻한다. 이 증후군은 디프테리아와 백일해에 대한 광범위한 예방접종이 도입된 1940년대 이전까지는 거의 보고된 바가 없었으며, 1940년대 이후에 급격히 증가했다. 오만에서 발생한 소아마비 집단 발생에 대한 연구는 DPT**12** 접종에 의한 소아마비 발생 수준이 어느 정도인지 추정해볼 수 있는 기회를 제공해주었다. 결과는 약 15%였다. 연구자들은 이것이 백신의 위험성에 대한 최초의 추정치라고 주장했다. 하지만 이미 그 이전에 영국의 의학연구위원회MRC, Medical Research Council는 13%라는 수치를 제시한 바 있었다. 두 연구결과 모두 실제보다 낮게 추정된 것으로 보인다.[14]

2년 후 오만에서 소아마비가 다시 발생했을 때, 보건당국은 **긴급하지 않은 모든 수술과 불필요한 주사 및 예방접종을 60일간 중지**[15]하는 조치를 취했다.

백신 접종만이 소아마비를 유발하는 유일한 원인은 아니다. 루마니아에서 이루어진 최근 연구에 의하면 소아마비 예방접종 후 항생제를 주사할 경우, 이 역시 소아마비를 일으킬 수 있음을 보여준다. 연구자들은 소아마비 예방접종 후 30일간 항

• • • • •
12 디프테리아, 백일해, 파상풍 혼합백신이다.

생제 주사를 피한다면, 루마니아의 '백신 유발성 소아마비' 발생률을 연간 10.3%에서 1.4%로 감소시킬 수 있을 것이라고 했다.16)

1984~92년 사이에 보고된 모든 소아마비 사례를 분석한 결과, 단지 13건만이 자연적으로 발생했으며 93건은 백신 접종과 관련해서 발생한 사례였다.17)

영국에서는 홍역-볼거리-풍진 혼합백신(MMR)에 의해 장애와 사망 피해를 당한 100여 개 이상의 가정이 수백만 파운드의 보상신청 가능여부를 알아보기 위해 법률적 도움을 받고 있다. 조사 중인 장애 유형에는 뇌손상, 청력상실, 간질, 언어 및 의사소통장애, 관절염, 면역결핍질환 등이 포함되어 있다.18) 가족들을 대표하는 변호사들은 요약보고서를 통해 아래와 같이 밝혔다.19)

우리가 백신을 탐탁치 않게 여기는 것처럼 보이더라도, 너그러이 봐주시기 바랍니다. 우리는 예방접종 후 고통을 겪고 있는 아이들(과 어른들)에 대한 가슴 아픈 보고서를 너무도 많이 읽었습니다.

우리는 정부의 대표와 몇몇 의료 전문가들로부터 이를 부정하는 언사를 너무 자주 접했습니다.

우리는 지금 백신의 안전성에 관한 정보가 전적으로 정확하지 않을 수도 있음을 우려하고 있습니다.

또한 질병의 실질적인 위험성도 과장된 것은 아닌지 걱정스럽습니다. 아마 사람들을 놀라게 해서 자녀들에게 예방접종을 받도록 하려던 것은 아닌가 싶기도 합니다.

우리는 장기적인 안전성 평가가 결여되어 있다는 것이 당혹스럽습니다. 의약품의 부작용에 대해서는 심각할 정도로 알려진 게 없다는 것이 주지의 사실입니다.

우리는 백신으로 인한 손상이 어떤 모호한 개념이 아니라 명백한 현실이며, 과학적 근거를 가지고 이를 명백히 밝혀야 할 시점에 왔다고 느꼈기 때문에 상당히 자세하게 이 문제를 조사해 왔습니다.

우리는 이 보고서에 기술된 모든 내용을 주류 의학문헌을 통해 증명할 수 있다고 확신합니다.

● 백일해 예방접종이 혈중 인슐린농도를 증가시키며, 청소년기에 발생하는 당뇨와 관련이 있을 수 있다.[20]

● 1959년 초부터 예방접종과 다발성경화증 사이에 관련이 있다는 연구가 발표되었다. 비록 처음에는 예방접종이 단지 이미 가지고 있는(잠복해 있는) 질병을 촉발시킬 뿐이라고 했지만, 1967년 《영국의학저널*British Medical Journal*》에 논문을 발표한 연구자들은 다음과 같이 언급했다.[21]

잠복해 있는 질병이라는 가설은 불편한 현실에서 조금이라도 벗어나고픈 심정에서 나온 술책이자 현재의 병리학적 사고의 틀 속에 좀더 그럴듯하게 끼워 맞추기 위한 방편에 불과하다.

● 호주에서는 소아마비가 공식적으로 퇴치되었음에도 불구하고(1986년에 마지막 사례가 보고되었다), 여전히 해마다 평

균 100건 이상의 소아마비 바이러스 감염 사례가 보고되고 있다. 1992년에는 호주의 여러 연구소에서 185건의 소아마비 바이러스 감염 사례를 보고하기도 했다. 이 중 20건은 사망원인을 유아돌연사로 분류했다.[22)

● 1970년대 후반, 미국에서는 대대적인 예방접종 캠페인이 벌어졌다. 지미 카터Jimmy Carter 대통령은 예방접종을 위한 국가 예산을 1976년 700만 달러에서 1977년 1,450만 달러, 1978년 3,300만 달러, 그리고 1979년에는 4,690만 달러로 증액했다.[23)

● 그 결과 사망과 피해에 대한 보상금으로 수억 달러가 지급되었다. DPT 백신의 가격은 1982년 11센트에서 1987년 11달러 40센트로 올랐다. 백신 제조사들이 사망 및 피해 보상금으로 접종자 1인당 8달러를 비축했기 때문이었다.[24)

● DPT 백신을 제조하는 회사 17개 중 16개가 법적 소송으로 인해 시장을 떠나고, 유일하게 한 회사(Lederle)만 살아남았다.[25) 어느 제조사 임원은 백신 부작용에 대한 보상금액이 회사 회계장부상 매출액의 80%와 맞먹는다고 했다.[26) DPT 백신 부작용에 대한 보상금액은 꾸준히 증가하여, 1978년 1,000만 달러에서 1985년 31억6,000만 달러가 되었다. 이는 1985년 민간 시장에서 **1회 접종당 4달러 25센트로 판매된 모든 DPT 백신 총 판매액의 30배**가 넘는 금액이었다.[27)

● 이로 인해 미래의 백신 공급이 위기에 처하게 되었다. 그리하여 1986년 연방정부차원에서 백신 피해에 대한 보상체계를 마련했다. 정부는 백신 제조사들이 시장으로 돌아가도록 독려

하면서, 모든 백신 피해에 대한 비난을 떠안았다.

● 정부는 어떤 피해를 보상할 것인가에 대한 명확한 지침이 필요했기 때문에 의학연구소에 문헌을 고찰하도록 지시했다.[28] - 이 장의 서두에서 소개한 그대로다.

● 아기들을 보호하기 위한 것이라는 이 모든 예방접종에도 불구하고 미국의 영아사망률(1,000명당 11명)은 놀라울 정도며,[29] 선진국 중에서도 유아돌연사율이 가장 높은 나라 중 하나가 미국이다.

참으로 암울한 상황이다. 백신으로 인해 아이를 잃었거나, 살아있지만 여전히 간병이 필요한 아이가 있는 수천여 가족들의 이야기는 상황을 더욱 침통하게 만든다. 하지만, 이것이 전부가 아니다. 우리는 지금까지 단지 단기적 위험성에 관해서만 논의했을 뿐이다.

장기적 위험성

단기적 위험성에 대한 연구가 부족하다고는 하지만(미국 의학연구소는 아주 심각하다고 했다), 장기적 위험성에 대한 연구만큼 심각하지는 않다. 장기적 위험성에 관한 연구는 사실상 블랙홀이다.

홍역 백신을 접종 받은 사람과 받지 않은 사람의 염증성 장질환 발생률을 30년간 비교한 연구[30]가 1995년에 발표되었는데, 연구자들은 홍역 백신이 크론병Crohn's Disease[13]의 발생 가능성을 3배, 궤양성 대장염의 발생 가능성을 2.53배 증가시킨다고 결론 지었다.

이보다 한 해 앞서 발표된 연구에서는 백일해 예방접종을 받은 아동에게 천식이 발병할 가능성이 5배나 높다는 결과가 나왔다.[31] 이 연구팀을 이끌었던 미셸 오덴트Michel Odent 박사는 다음과 같이 말했다.[32]

천식과 예방접종 사이의 관련성을 연구한 것은 이번이 처음이라고 생각된다. 나는 예방접종의 장기적 부작용에 대해 우리가 알고 있는 지식이 너무나 형편없고, 게다가 관심도 갖지 않는 데 대해 놀랄 수밖에 없었다.

그는 영유아를 대상으로 한 대규모 예방접종의 효과를 평가하는 데 한 세기가 걸릴 수도 있다고 했다. 한 달 후 런던에서 가진 공개 연설에서 오덴트 박사는 백일해 백신을 접종하지 않은 아동들이 더 건강하게 자라고 있다고 발표했다. 이들 중 단 1.5%만이 5일 이상 입원을 한 반면, 백신을 접종한 아동은 7%가 입원을 했다. 또한 접종을 하지 않은 아동의 경우 29%만이 귀에 염증이 생겼지만, 접종을 한 아동은 53%가 귀에 염증이 생겼다.

••••••
13 소화관의 어느 부위에서나 발생하는 만성 염증성 질병이다.

당연히 의문이 제기된다. '단 한 가지 백신을 제거하는 것만으로 장기적으로 건강을 증진시킬 수 있다면, 모든 백신의 접종을 중단할 경우 얼마나 더 향상될 수 있을 것인가?' 불행히도 예방접종과 장기 건강의 관련성 연구에 필요한 돈과 전문지식, 연구 의향까지 모두 갖춘 누군가가 나타날 때까지 이 질문은 해답 없는 상태로 남아 있을 것이다.

세계적으로 유명한 소아과 교수이자 건강에 관한 여러 권의 베스트셀러를 저술한 로버트 멘델존Robert Mendelsohn 박사의 말이다.

대부분의 예방접종과 관련된 수많은 단기적 위험 요소는 잘 알고 있지만(그렇다고 제대로 설명할 수 있는 것은 거의 없다), 자기 자식의 체내에 어떤 이질적 단백질을 주입함으로써 장기간에 걸쳐 나타날 수 있는 결과에 대해 알고 있는 사람은 하나도 없다. ……더욱 충격적인 것은 어느 누구도 이를 제대로 알아보려는 노력조차 하지 않는다는 사실이다.

천식, 뇌성마비, 암, 당뇨, 면역결핍성장애가 20세기 초 이래 예방접종률이 증가하면서 함께 늘어나고 있다. 주의력결핍장애와 만성피로증후군과 같은 새로운 질병도 등장했다. 이것이 예방접종으로 인한 것인지의 여부는 실제 연구가 이루어진 적이 없기 때문에, 심사숙고해봐야 할 일이다.

분명한 것은 장기적 위험성에 대해 알려진 바가 없다는 점이다. 뿐만 아니라, 단기적 위험성에 관한 것조차도 공인된 전문가들이 '불충분한 연구'와 불완전한 자료를 가지고 언급한 빈도를 근거로 추정했을 뿐이다. 단지 분명하게 드러난 사실은 **위험성을 측정할 수 없다**는 것뿐이다.

그렇다면 '위험성보다 이익이 크다'는 주장은 완전히 새롭게 검토돼야 한다. 핵심은 그들이 어떻게 그것을 아느냐는 것이다. 그들은 단지 그렇게 짐작할 뿐이다.

백신은 독성물질이다. 이에 관한 한 의심의 여지가 없다. 여러 가지 미생물(그중에는 아직까지 밝혀지지 않은 것도 있다)에 의한 오염은 차치하고서라도, 백신에는 포름알데히드14(안전 기준치가 없는 발암물질로 알려져 있다), 치메로살(수은 유도체)15에 더해, 많은 유해물질이 포함되어 있다. 결국 아기는 백신을 접종받을 때마다 어느 정도 해를 입게 된다. 어떤 아이들은 다른 아이들에 비해 잘 견디기 때문에 뚜렷한 반응이 나타나지 않을 수도 있다. 그러나 대개의 경우 어떤 반응을 보인다. 단순히 불편해 한다든가 보채는 정도부터 치유할 수 없는 손상이나 사망에 이르기까지 반응은 다양하다.

대부분의 부모가 딜레마에 빠지는 게 바로 이 때문이다. 그들은 백신 접종이 위험할 수 있다는 것을 알고 있다. 한편으로

• • • • •

14 상온에서 자극적인 냄새가 강한 기체로 존재하는데, 이를 물에 녹여 수용액으로 만든 게 바로 방부제로 널리 쓰이는 포르말린이다. 소독제, 살균제, 살충제 등으로도 쓰인다.

15 유기수은제로 에틸수은을 약 50% 함유하고 있는 가루 형태의 물질이다. 주로 백신이나 안약 등에 방부제로 쓰인다. 체내에 축적돼 중독을 일으키는 메틸수은과 달리 몸 밖으로 배출된다고 하나, 수은 자체가 가진 맹독성 때문에 논란이 분분하다. 우리나라에서도 인플루엔자 백신에 첨가된 치메로살의 유해성과 관련된 문제제기가 있었으나, 식품의약품안전청과 대한의사협회, 다국적 기업인 GSK사 사이의 공방수준에서 마무리됐다(2004년). 그러나 소비자 입장에서는 여전히 혼란스러운 문제 중 하나다.

자녀가 백일해나 소아마비 또는 다른 질병에 걸릴지도 모르는 도박을 하고 싶지 않은 것이 부모 마음이다. 실상이 정말 모호하기 때문에, 어떤 부모에게는 마음 편히 결정을 내릴 수 있는 방법이 없어 보인다.

이런 부모들을 위해, 다음 장을 바친다.

예방접종의 이익

우리가 예방접종으로 얻을 수 있는 이익은 무엇일까? 또 예방접종을 받지 않을 경우 놓치게 되는 것은 무엇일까?

예방접종을 옹호하는 첫 번째 주장은 백신의 개발과 접종을 통해 과거의 끔찍한 질병들이 정복되었다는 것이다. 예방접종이 없었다면, 20세기 초에 그런 것처럼 지금도 우리의 자녀들이 홍역, 백일해, 디프테리아, 소아마비 등과 같은 끔찍한 재앙을 겪고 있을 거라고 주장한다. 예방접종이 질병으로부터 우리의 생명을 구한 마법의 탄환이라고 한다.

호주 국립보건의료연구회NHMRC, National Health and Medical Research Council가 발간한 『호주 예방접종 핸드북Australian Immunisation Procedures Handbook』(5판: 1994)에는 다음과 같이 적혀 있다.

예방접종은 수만 명의 호주 아동을 사망과 장애로부터 구해 왔다. 아동기 정기예방접종 도입 이후, 소아마비, 파상풍, 디프테리아는 사실상 퇴치되었으며, 홍역도 드물어졌다. 백일해의 위협 역시 상당히 감소했으며, B형 헤모필루스 인플루엔자(Hib) 질환, 볼거리, 선천성 풍진 증후군의 실질적인 퇴치도 기대할 수 있게 되었다.……아동기 예방접종의 엄청난 성공과 놀라운 안전성에도 불구하고, 일부에서는 여전히 논쟁거리가 되고 있다.

이 주장을 확인하기 위해 질환별 사망률 그래프를 그려서 백신의 도입과 그 영향을 살펴보았다. 호주의 사망 자료는 멀리 1907년부터 『연방연보_Commonwealth Year Book_』에서 찾아볼 수 있었고, 인구 자료는 호주통계청에서 구했다.

1907년 이전(일부는 1788년까지 거슬러 올라간다) 사망 자료는 연방보건부에서 얻었다. 사망률을 인구 100만 명당 사망자수로 나타냈다. 사망자수는 5년 단위로 합산한 수치다(소아마비에 대해선 다음 장에서 살펴보기로 하겠다). 각 그래프마다 백신의 도입 시기도 표시했다.

홍역의 경우를 살펴보면, 20세기에 들어 백신이 사용되기도 전에 이미 사망률이 98%나 감소한 것을 알 수 있다. 홍역백신은 허가를 받자마자 곧장 대규모로 사용된 바 있었다. 이에 비해 홍역 이외의 다른 백신들은 대개 일정기간에 걸쳐 점진적으로 수용되었다.

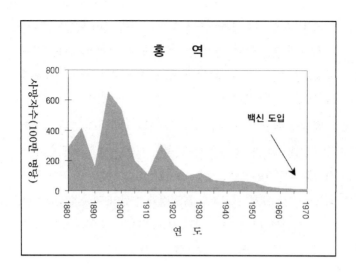

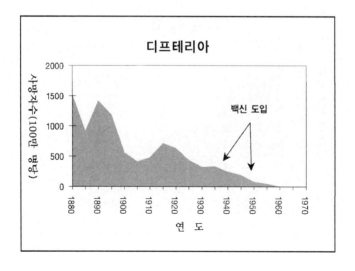

예를 들어, 디프테리아 백신은 1920년대 말에 도입되었지만 1930년대 후반까지는 광범위하게 사용되지 않았다(앞의 「들어가며」참조). 백신이 사용되기에 앞서 50년간 이미 사망률은 약 75%나 감소했었다.

백일해 백신 역시 점진적으로 도입되었다(1930년대 말에서 1950년대 초). 이 백신은 DPT 백신('P'는 백일해를 뜻한다)이 허가를 받은 1953년에 처음으로 예방접종 권장 계획표에 포함되었다. 그래프를 살펴보면 알겠지만 백신이 대중적으로 사용된 그 시점에서는 이미 문제될 게 없었다. 이에 앞서 이미 60년간 사망률이 약 90%나 감소했던 것이다.

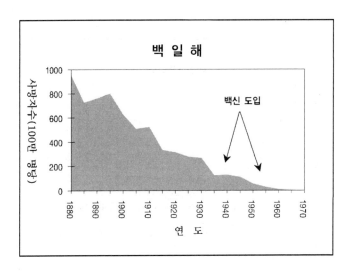

비교를 위해 성홍열과 장티푸스 사망률 그래프도 포함시켰다. 성홍열은 '백신으로 예방되는 질병'이 아니었기 때문에 백신이 사용되지 않았다. 하지만 다른 질병과 마찬가지로 의미 있게 사망률이 감소했다. 백신 없이도 말이다!

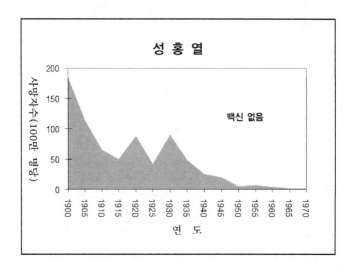

장티푸스는 사용할 수 있는 백신이 있기는 하지만, 정기 예방접종 대상으로 권장되지는 않는다. 장티푸스와 백일해 그래프를 비교해보면, 20세기 초 두 질병으로 인한 사망률은 유사했으나 백일해보다 장티푸스가 훨씬 더 효과적으로 감소했음을 알 수 있다. 근래 호주에서는 매년 50~70건의 장티푸스 환자가 발생하고 있다.[33]

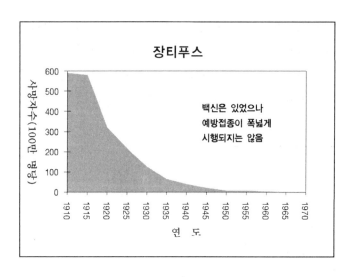

분석

　감염성 질병으로 인한 사망률은 1800년대 중반 이후 꾸준히, 그리고 상당히 감소되었다. 예방접종 도입 이전에 대부분 '성공'을 거뒀다. **수많은 사람의 생명을 구할 때까지 정기 예방접종은 도입되지도 않았던 것이다!**

　질병별 사망률이 예방접종 전이나 후나 실질적으로 같은 비율로 감소하고 있었다는 데 주목할 필요가 있다. **예방접종의 도입이 사망률 감소에 뚜렷한 영향을 끼친 게 아니라는 얘기다.**

　예방접종의 도입이 사망률 감소에 영향을 미치지 **않았다**는 것은 그래프를 통해서 쉽게 확인이 된다. 결국 예방접종이 우리의 목숨을 구했다는 주장은 통계적으로 근거가 없다는 것을 알 수 있다.

다른 선진국의 경우도 같은 양상을 보인다. 이에 관해서는 이언 싱클레어Ian Sinclair가 쓴 『예방접종 - 숨겨진 사실Vaccination - Hidden facts』과 아이작 골든Isaac Golden이 쓴 『예방접종 - 위험성과 대안에 관한 고찰Vaccination - A Review of Risks and Alternatives』을 통해 확인할 수 있다.

감소의 이유

백신 도입 이전에 사망자수가 지속적으로 감소된 이유가 무엇이든 간에, 백신이 도입된 이후에도 감소는 한결같았다. 1977년 세간의 주목을 끌었던 『의학의 역할The Role of Medicine』에서 저자 토머스 매코원Thomas McKeown 교수는 이렇게 말했다.

지난 두 세기 동안의 경험은 의학적 개입 없이도 감염성 질병으로 인한 사망이 아주 미미한 수준으로까지 떨어진 사실을 알게 해준다. 특히 어떤 감염성 질병의 경우, 그처럼 빠르게 감소하지 않았더라면, 사실 우리에겐 사망자수를 지속적으로 감소시킬 수 있는 의학적 수단이 없었다는 점을 일깨워준다.

그렇다면 무엇이 이들 질병으로 인한 사망을 대폭 감소시킨 것일까? 대부분의 의료사학자들은 영양, 위생, 환경조건의 향상, 특히 영양 개선을 첫째 이유로 꼽는다.

모이시스 베허Moises Behar 박사는 《월드 헬스World Health》지에 발표한 훌륭한 논문에서 다음과 같이 설명하고 있다.

오늘날 선진국에서 결핵, 홍역, 백일해, 장티푸스, 설사성 질환 및 기타 많은 감염성 질환으로 인한 사망률은 원인 미생물이 밝혀지고 이를 통제하거나 치료할 수 있는 구체적인 방법이 알려지기 오래전부터 이미 떨어지기 시작했다. 이런 감소는 예방접종과 항생제의 사용을 통해 달성했던 정도보다 훨씬 폭이 컸으며, 전반적인 생활여건의 향상과 함께 이루어졌다. 결국 병원균으로 인한 질환은 병원균에게 유리한 환경조건에서만 유행하는 것이다.

계속해서 영양과 관련해 베허 박사는 이렇게 말했다.

허약한 유기체는 내부로 침투한 미생물의 공격에 제대로 저항하기 어렵다. 영양상태가 좋은 아동에게 일반적인 발진이나 설사는 해가 되지 않거나 단기간에 그치는 질병이지만, 만성적인 영양불량 상태의 아동에게는 대개 심각하게 작용한다. 경우에 따라서는 치명적일 수도 있다. 실제 백신이 개발되기 전에는 모든 나라의 모든 아동이 홍역에 걸렸지만, 사망자수를 따져보면 가난한 나라의 아동 사망자수가 부유한 나라의 300배가 넘었다. 바이러스가 더 치명적이었거나 의료서비스수준이 낮았기 때문은 아니었다. 영양상태가 불량한 인구집단 속에서 병원균이 숙주를 공격한다면, 그 숙주는 만성적인 영양실조로 인해 제대로 저항할 수 없기 때문이다.

최근 홍역으로 인한 사망자수는 연간 약 140만 명, 백일해로 인해서는 60만 명 정도가 사망하고 있다. 이런 경향은 우리에게 몇 가지 시사점을 던져준다. 베허 박사의 논문은 이렇게 결론짓고 있다.

현재로서는 대부분의 설사성 질환, 호흡기질환, 기타 일반적인 감염성 질병에 대한 가장 효과적인 "백신"은, 충분한 영양이다.

문화적 빙의憑依

이 장의 앞부분에 인용한 호주 국립보건의료연구회NHMRC의 언급으로 되돌아가 보자. 근본적으로 그들의 주장은 예방접종이 감염성 질병으로 인한 사망을 감소시키는 데 영향을 미쳤다는 것이다. 이는 '신앙'일 뿐이다. 그들은 예방접종을 백일해, 디프테리아, 홍역 등과의 전쟁에서 사용하는 마법의 탄환이라 믿고 있다. 이런 '신앙'이 거의 보편적으로 수용되고 있는 형편이다. 일반 대중은 의문을 제기하지 않는다. 의사도 묻지 않는다. 이미 자명한 진리다.

그 누구도 의문을 제기하지 않기 때문에 이 '신앙'은 예방접종을 지지하는 가장 강력한 증거가 되고 있다. 이 '신앙'이 너무도 견고하게 지켜지고 있어서 국립보건의료연구회라는 일국의 전문가집단도 자신들이 발간한 책 속에 이를 버젓이 싣고 있다. 그러나 그들이 이를 증명할 수 있을까?

근본적으로 그들은 이를 증명할 수 없다. '신앙'을 조장하는 그들은 그것을 증명할 증거를 제시하지 않는다. 호주의 디프테리아 역사에 대해서도 국립보건의료연구회는 다음과 같이 안이하게 개괄했을 뿐이다.[34]

> 20세기 초, 호주에서는 디프테리아로 인한 사망이 다른 어떤 감염성 질병으로 인한 사망보다 많았다. 그러나 제2차 세계대전 후부터 디프테리아 백신 사용이 증가함에 따라 사망률은 점차 감소했다.

이는 디프테리아로 인한 사망률 추이를 제대로 서술한 것이 아니다. 전체적인 양상이 완전히 무시되고 있다. 앞에서 제시된 그래프로 돌아가 보자. 사망률은 이미 제2차 세계대전 이전에 크게 감소했던 것이다.

'신앙'을 부추기는 일부 전문가들은 자신의 견해를 뒷받침할 수 있는 수치나 그래프를 제시하려고 기를 썼다. 그러나 그런 견해를 뒷받침한다고 내놓은 자료들도 극히 **일부에 불과한 그림**이었다. 예를 들어, 백일해 그래프의 경우 이 책에서 소개된 좌측 부분은 덮어버리고 1940년대 이후 부분만 보여준다. 따라서 사람들은 백신이 도입된 1940년대 이후 사망률이 감소한 것으로 알게 된다. 그 책을 치워버리기 전까지는 **전체그림**을 볼 수 없다. 당연히 그들이 왜 그런 짓을 했을까 하는 의문이 든다. 왜 실제 모습을 왜곡시키는 방식으로 정보를 제공한 것일까?

이는 꽤 복잡한 질문이어서 온갖 추측을 낳게 한다. 이유가 무엇이든, '신앙'을 조장하는 많은 사람들 역시 모든 정보를 가지고 있지는 않다는 점을 명심해야 한다. 대부분 그들은 배운 것을 단순히 반복할 뿐이다. 정보를 가지고는 있지만 이를 감추고 있는 사람들의 경우는 문제가 더 복잡해진다. 백신 제조사와 특별한 관계를 맺으면서 금전적인 혜택을 받고 있는 사람의 경우는 명확할 것이다(이 책 제1부 「들어가며」의 후반부를 참고하기 바란다). 그러나 그게 전부는 아니다. 역사 서술조차 왜곡하기로 작정한 사람들은 '신앙'에 완전히 세뇌당한 것으로 볼 수밖에 없다. 자신이 '사실로 믿는 것'이 방해받지 않도록 무의식적으로 진실을 여과시키고 있다고 볼 수 있다.

하나의 '신앙'이 공동체 전체 속에서 견고하게 지켜질 때, 이를 '문화적 빙의cultural trance'라 부른다. 문화적 빙의는 성장을 억제한다. 구성원들이 개방적이고 정직한 평가를 내릴 수 없게 만든다. 집단적 신앙에 부합하도록 증거를 왜곡하게 만든다. 간단히 말해 공동체 전체의 무거운 짐이다. 먼 옛날 우리의 선조들은 지구가 평평하다고 믿는 문화적 빙의에 걸려 있었다. 지금의 우리사회도 그런 식의 논란거리가 되고 있는 근본적인 오류로 인해 충분한 정보를 가지고 예방접종을 선택할 수가 없는 형편이다.

죽지 않은 사람들은 어떻게 되었나?

물론 앞서 제시한 그래프는 발생률이 아니라 사망률을 나타낸 것이다. 예방접종을 지지하는 사람들의 주장 중 하나는 비록 예방접종이 이들 질병으로 인한 사망률에는 영향을 미치지 못했다 해도 발생률 즉, 이 질병에 걸리는 사람 수는 감소시켰다는 것이다. 사실일까?

일부(전부가 아니다) 질병의 경우, 예방접종이 도입된 이후 보고된 발병사례수가 극적으로 감소하긴 했다. 그러나 이는 실제적인 감소를 뜻하는 게 아니라, 단지 질병발생 '보고'가 감소했음을 의미한다. 이에 대해 살펴보자.

우선 이들 질병의 발생에 관한 역사적 자료가 매우 부정확하다. 20세기로 본격 진입할 때까지 대부분의 질병발생에 대해 이를 당국에 신고할 의무가 없었다. 게다가 질병발생에 대한 신고가 의무화된 이후에도 이를 귀찮게 여기는 의사에 의해서 보고가 이루어졌다. 신고율은 실제 사례의 10%에 불과했다. 예를 들어 1984년에 발표된 백일해 신고의 신뢰도에 대한 연구결과를 보더라도, 신고건수의 절반가량이 전체 의사 중 단 12%의 의사들에 의해서만 작성된 것이었으며, 건수의 1/3 이상이 겨우 2%의 의사에게 몰려 있었다.[35]

둘째, 진단 문제가 있다. 질병을 정확하게 진단하는 게 대부분의 사람들 생각처럼 그렇게 간단한 일이 아니다. 같은 증상을 보인 두 명의 환자에게 각기 다른 진단이 내려지는 경우가 많다. 그럴 경우 당연히 서로 다른 질병을 앓고 있는 것으로 보고된다. 어처구니없게도 **환자의 예방접종 이력이 종종 진단의 잣대로 사용**되는 경우가 있다. 보다 자세히 설명하면 이렇다.

의사는 환자가 앓고 있는 병을 진단하는 데 도움이 되는 지침서를 갖기 마련이다. 대개 이 지침서에는 '이전에 볼거리 백신을 접종한 적이 없는 경우'라는 식의 진찰항목이 제시되어 있는데, 이는 환자가 볼거리 유사 증상을 보이면 먼저 예방접종 여부부터 확인하라는 의미다. 환자가 접종을 받았다면, 거의 모든 경우 진단에서 볼거리를 배제한다. 풍진 발생은 대개 '과거에 풍진 예방접종을 받지 않은 경우'로 제시된다. 소아마비도 '일반적으로 이전에 예방접종을 받지 않은 경우'로, 디프테리아 역시 '면역이 되지 않은 어린이의 경우'에 발병한다고 제시되어 있다. 파상풍 또한 마찬가지로 '예방주사를 맞지 않은 환자'에게서 발병하는 것으로 예시된다.

이 예들은 내가 살고 있는 지역의 병원도서관에 비치된 『최신 소아 진단과 치료_Current Pediatric Diagnosis and Treatment_』라는 의학교재에 실린 내용이다. 미국 콜로라도의대에서 발간한 책이었다. 알다시피 의사도 편견에 빠질 수 있다. 같은 증상을 가진 두 명의 환자 중, 한 사람은 예방접종을 받았고 한 사람은 그렇지 않은 경우, 서로 다른 진단이 내려질 가능성이 크다.

1987년 《전염성 질병 리뷰_Reviews of Infectious Disease_》지에 발표돼 백일해에 관한 논문으로선 찬사를 받은 한 논문은 이 문제와 관련하여 다음과 같이 지적했다.[36]

의사가 어떤 편견에서 벗어나는 것은 어려운 일이다. 특히 예방접종에 대한 판단을 내릴 때 그렇다. 편견에서 완전히 벗어난다는 의미는 백신의 예방효과를 믿지 않는다는 것을 뜻하기 때문이다. ……백일해 진단에 있어서도 이런 어려움들이 폭넓게 인식되고 있기 때문에 편견이 많은 연구에 영향을 미치고 있는 것으로 보인다.

예방접종을 받지 않은 환자의 경우 실제 이상으로 보고되며, 예방접종을 받은 경우에는 실제 이하로 보고되는 경향이 있다는 사실이 많은 연구자들을 통해 확인되고 있다. 당연히 위와 같은 지침대로라면 백신이 도입되어 다수의 사람들이 접종을 받으면, 백신의 효과와 상관없이 질병 보고가 감소하리라는 것을 예측할 수 있다.

조사연구

백신이 얼마나 효과적으로 질병을 예방하는지 평가하기 위해 지역사회를 대상으로 많은 연구가 수행되어 왔다.

대부분의 연구는 '항체양전율sero-conversion rates'만을 조사했다. 이는 예방접종에 의해 얼마나 많은 항체가 만들어졌는지를 측정하는 것이다. 기본적으로 일군의 사람들에게 백신을 접종하고, 일정 기간이 지난 뒤 그들의 혈액을 채취하여 얼마나 많은 항체가 생성되었는지 검사한다. 그러나 이런 연구로는 백신의

질병 방어 효과를 측정할 수가 없다. 이미 입증된 것처럼, 항체가 존재한다고 해서 면역성이 있다고 할 수 없으며, 항체가 없다고 해서 질병에 대한 감수성이 높다고 할 수 없다.[37] 다시 말해 항체 수준이 높다고 하더라도 병에 걸릴 수 있으며 항체가 없더라도 '병에 걸리지 않을 수' 있는 것이다.

백신의 효과를 측정할 수 있는 최상의 방법으로는 '무작위-이중맹검double blind-위약placebo 비교실험'이 고려될 수 있다. 기본적으로 이 실험은 백신을 접종한 집단과 접종하지 않은 집단 간의 질병 발생률을 비교하는 것이다.

대규모 인구집단을 선정하여 이들을 두 집단으로 무작위 할당한다. 이중 한 집단 구성원에게는 백신을 접종하고 다른 한 집단에게는 접종하지 않은 상태에서 일정기간 동안 이들을 추적하여 각 집단에서의 환자 발생수를 측정한다. 물론 위에서 진단과 관련해 이미 언급했던 점을 고려하여 의사도 누가 접종을 받았는지, 받지 않았는지 모르도록 '맹검'으로 이 연구를 진행해야 한다.

'무작위'란 일정한 기준 없이 집단을 되는 대로 나눈다는 의미다. '이중맹검'은 의사나 실험 참여자 모두 누가 백신을 접종받았는지, 받지 않았는지 모르게 한다는 뜻이다. 당연히 인지능력이 없는 유아에게는 맹검이 필요없지만, 성인의 경우에는 아무런 처치도 하지 않는 대신에 '위약'을 투여한다.

'무작위-이중맹검-위약 비교실험'은 새로운 처치의 유용성을 확인할 수 있는 최상의 방법으로 인정받고 있다. 제약회사들이 새로운 약이나 백신에 대한 허가를 얻으려면 이 같은 실험을 실시한다. 일단 두 차례 이상 실험을 시켜 같은 결과가 재현되는 경우 허가를 내주고 있다.

그런데 **오늘날 일반적으로 사용되는 어떤 백신도 무작위-이중맹검-위약 비교실험을 실시했다는 보고가 문헌상에 등장한 바가 없다면 믿을 수 있겠는가?** 이것이 예방접종에 대해 가해지는 공통적인 비판이다. 이와 유사한 실험을 했다는 연구가 아예 없는 것은 아니지만, 적절한 '위약' 비교까지 한 것은 없다.

적절한 '위약'이라는 것은 '아무런 처치도 하지 않는 것'을 말한다. 사실 이상적인 '위약'은 결코 **없다.** 이상적인 조건이 되기 위해서는 실험에 참여한 '대조군'이 아무런 처치를 받지 않는 것이 좋다. 이상적인 조건이 흐트러지는 것을 알면서도 '위약'을 사용해야 할 유일한 상황은 인지력이 생긴 아동이나 성인을 대상으로 삼을 때다. 그들은 자신이 아무런 처치를 받지 않은 반면, 다른 집단의 사람은 어떤 처치를 받았다는 것을 알 수 있기 때문이다. 이것이 심리적으로 영향을 끼쳐 결과를 왜곡시킬 수 있다. 이런 경우에 가능한 한 아무런 효과를 나타내지 않는 '위약'을 투여하는 것이다. '위약'은 그 자체로 결과가 왜곡될 수 있기 때문에 마지막 보루로 택한 이상 신중하게 골라야 한다.

그러나 연구자들이 종종 '위약'으로 다른 백신을 사용했다는 얘기를 접하고 나면 어안이 벙벙해진다. 게다가 실험용 백신을 접종하기도 한다. 어떤 경우에는 독성물질이 함유된 화학물질을 사용한다. 왜 그럴까? 나로서는 알 길이 없다. 백신을 접종한 집단에서 나타나는 부작용과 유사한 반응이 대조군에서도 나타나길 원하기 때문일까? 대조군에 속한 아기가 실험군의 아기만큼만 울도록 하기 위해서였을까? 그러면 어느 누구도 실험군의 아기가 '위약'을 접종받은 것으로 의심하지 않을 테니까 그런 것일까?

혹시 담당의사가 '무작위-이중맹검-위약 비교실험'의 사례로 특정연구를 인용한다면, 그 연구논문을 한 부 복사해줄 것을 요청하여 어떤 '위약'을 사용했는지 살펴보기 바란다. '위약'이 다른 백신이거나 실험용 백신, 또는 '백신 용매'이거나, 그도 아니면 다른 유해물질이라는 것을 알게 될 것이다. 나는 연구자들이 이런 물질의 사용을 강요하면서도 왜 그래야 하는지 어떠한 설명도 하지 않는다는 사실을 알 수 있었다. 특히 아기를 대상으로 삼은 연구에서 말이다.

유해물질을 '위약'으로 투여했을 때, 이 연구는 더 이상 백신 접종 집단과 비접종 집단을 비교한 연구가 될 수 없다. 단지 백신과 유해 '위약'의 효과를 비교한 연구일 뿐이다.

한동안 제대로 된 연구를 찾는 데 실패한 나는 퀸즐랜드대학의 전염병학자 존 셰리든John Sheridan 박사에게 무작위-이중맹검-위약 비교실험연구에서 진정한 의미의 '위약'을 사용한 예를 알고 있는지 문의했다. 그는 내게 두 편의 연구논문을 보내주었다. 그 중 하나는 '위약'에 젖당, 수산화알루미늄, 치메로살(수은 유도체)을 함유하고 있었다.[38] 또 다른 '위약'은 포름알데히드(발암물질로 알려져 있다), 치메로살, 인산알루미늄을 함유하고 있었다.[39] 셰리든 박사는 이런 말을 덧붙였다. "과학적 방법은 해를 거듭할수록 진보하고 있으며, 새로운 백신들은 과거의 어느 때보다도 엄정한 검사를 거치고 있음에 주목해주시기 바랍니다."[40]

아주 최근에 우연히 논문 하나를 발견한 일이 있었다. 그 논문은 1968~71년 사이에 인도 남부의 특정지역에서 시행한 BCG 백신(결핵 백신)의 효과에 관한 것이었다(25만 명 이상을 대상으로 한 최대 규모의 실험이었다). 여기서 사용된 위약은 덱스트란이라는, 혈장 대용품의 일종이었다. 연구결과, 백신은 완전히 무용지물이었다.

'최근에 개발된 백신'은 무작위-이중맹검-위약 비교실험을 시행하지 않는다. 윤리문제를 고려하지 않아도 되기 때문이라는 것이다. 실험대상으로 삼은 아동들을 놓고 불공정시비가 이는 마당에 최신 백신들은 대조군(즉 위약 집단)과의 비교실험을 하지 않아도 될 만큼 너무나 훌륭하게 생산된다는 논리다. 분명히 그들은 자발적으로 자녀들에게 예방접종을 하지 않기로 결정할, 이미 기꺼이 대조군에 자녀를 참여시킬 의지를 가진 부모가 많이 있다는 사실에 전혀 개의치 않고 있는 것이다. 왜 예방접종을 받은 집단과 그런 자녀들의 질병 발생률을 비교하지 않는 것일까? 나아가 왜 이들과 예방접종을 받은 집단의 전체적인 건강수준을 비교해보지 않는 것일까?

더 큰 장애물

질병에 걸린 사람들 중에서 과거에 예방접종을 받은 사람은 얼마고, 받지 않은 사람은 몇이나 되는지 알 수만 있다면, 백신의 효과를 판단할 수 있는 근거도 마련될 것이다. 그러나 이게 가능한 일일까? 불가능한 일이다.

전혀 믿기지 않는 얘기지만, 이런 통계수치가 보고된 적이 없다. 의사들은 '신고의무가 있는' 질병 사례를 정부에 보고할 때 특별한 양식을 이용한다. 아주 최근까지 이 보고서 양식에는 환자의 예방접종 여부를 표시하는 항목이 없었다. 결과적으로 얼마나 많은 아동이 백일해에 걸렸는지는 알 수 있어도, 그중 실제 예방접종을 받은 아동이 얼마나 되는지 이를 말해줄 사람은 아무도 없다.

그러나 점차 보고내용이 바뀌면서, 일부 국가에서는 백신 접종 여부에 관한 정보를 수집하고 있으며, 이에 따라 아주 흥미로운 결과들이 도출되고 있다. 기본적으로는 홍역, 백일해 등에 관한 것으로, 지역사회 내에서 예방접종을 받은 아동들에게서 발병한 사례다. 이에 관해서는 아래에서 보다 자세히 살펴보도록 하겠다.

위와 같은 문제는 차치하고라도, 예방접종의 효과를 뒷받침해주는 근거자료가 매우 적다. 일차적으로 우리가 '문헌'을 통해 얻을 수 있는 자료라고 해봐야 어떤 질병이 만연하자 급조해서 이루어진 연구들뿐이다. 때때로 연구진들의 주목을 끌 만한 질병이 유행할 때마다 그런 식으로 연구가 이루어지며, 이따금씩 얼마의 환자가 백신 접종을 받았고 그렇지 않은 사람은 어느 정도라는 보고가 있긴 했다. 이것이 정말로 예방접종의 효과를 판단할 수 있는 유일한 원천이다.

이런 연구와 관련해서 꼭 알고 넘어가야 할 내용을 짚어보자.

백일해

1993년 미국 오하이오주 신시내티에서 백일해가 유행하자, 다음해 《뉴잉글랜드 의학저널*New England Journal of Medicine*》에 이와 관련된 논문 한 편이 실렸다.[41] 보고된 발병사례는 352건이었다. 그런데 생후 7개월에서 12세까지의 아동 중 82%가 **최소 3회 백일해 백신을 접종**받은 것으로 드러났다.

6세에서 12세 아동의 경우는 85%가 **4회 이상의 접종**을 받았다. 3~4개월 사이의 영아(이 시기까지 1회 접종을 받는다)는 75%가 접종을 받았다. 이 보고서는 결국 "백신의 효능을 당연시할 수 없으며, 여전히 효능에 관한 공식적인 연구가 필요하다"고 결론지었다.

여기서 우리가 알 수 있는 것은 신시내티에서 발생한 백일해 사례의 대부분이 완전하게 예방접종을 받은 아동에게서 발생했다는 점이다. 더 나아가 이전에 예방접종을 받은 아동의 경우 진단 과정에서 편견이 개입될 가능성이 있음에도 불구하고, 이

것이 일반적인 경우라는 걸 알 수 있을 것이다.

미국 정부는 매주 전염병발생정보지(《주간 질병 및 사망 보고서MMWR. Morbidity and Mortality Weekly Report》라는 이름의 보고서다)를 발행한다. 같은 해(1993년) 보고서를 찾아보면 백일해 예방접종을 받은 수치와 함께 백일해 유행사례를 보고한 것은 단 두 경우에 불과하다. 두 경우 모두 학교에서 발생한 유행사례라고 했다. 그 내용을 옮기자면 다음과 같다.[42]

● 매사추세츠의 어느 학교에서 218건의 사례가 발생했다. 이들 중 96%가 **예방접종을 완료**한 상태였다.

● 메릴랜드의 한 학교에서는 4건(학생 3명, 교사 1명)의 사례가 있었다. 학생 3명은 예방접종을 완료한 상태였고, 교사의 접종 여부는 알려지지 않았다.

1985년, 같은 보고서에 워싱턴 시애틀킹카운티에서 162건의 백일해 사례가 보고된 일도 있었다. 이중 140명이 3회까지 접종을 마쳤어야 하는 연령이었으며, 조사 결과 70%가 접종을 받은 것으로 나타났다.[43]

미국에서 백일해는 1976년까지 꾸준히 감소해 오고 있었다. 그러나 1978년 이후부터 **증가세**로 돌아섰다.[44] 1976년과 1978년 사이에 무슨 일이 있던 것일까? 1장에서 언급했던 것처럼, 예방접종에 배정된 국가예산이 1976년 700만 달러에서 1979년 4,690만 달러로 증가했다. 대부분의 주에서 취학 전 백일해 예방접종을 의무화한 해가 1978년이었으며, 다양한 면제 및 예외 조항에도 불구하고 부모들은 선택의 여지가 없다고 믿게 되었다.

기록된 역사에 의하면 이 질병은 1978년까지 꾸준한 감소세에 있었다. 그러던 것이 이후에 계속 **증가**했다.

캐나다 노바스코샤에서 20개월에 걸쳐 진행해 1989년에 발표한 연구[45]를 보면, 백일해 환자 387명의 과거 예방접종 이력을 조사한 결과는 다음과 같았다.

- 환자 중 96%가 연령에 적합한 예방접종을 받았다.
- 적은 인원이긴 했지만 예방접종을 받은 적이 없는 사람까지 포함시키더라도 백신을 평균 3.9회 접종받았다.
- 평균적으로 마지막 백일해 예방접종을 받은 지 2년 뒤에 백일해에 걸렸다.

이어 같은 지역에서 이루어진 후속 연구(1987~1994년)[46]에 따르면, 5세 미만 아동에게서 발생한 103건의 사례를 검토한 결과 4명을 제외한 전원이 최소 3회 또는 연령에 적합한 예방접종을 받았다는 사실도 드러났다. 그들의 증세를 보면, 기침이 평균 7주간 지속되었고, 이어서 '기침발작'(심한 증상)이 3주 이상 지속되었다.

1979년 스웨덴은 백일해 백신이 예방에 효과가 없다는 결론을 내리고 이의 사용을 중단했다. 1978년에 발생한 5,140건의 사례 중 84%가 3회 접종을 받은 사람이었기 때문이다.[47]

최근 스웨덴[48]과 이탈리아[49]에서 수행한 대규모 연구 결과, 당시 전세포whole cell 백일해 백신(호주에서도 영유아에게 사용하는 백신이다)은 단지 48.3%(스웨덴), 36%(이탈리아)의 효과만을 나타냈다.

미국 정부가 1992~94년 동안 전국에서 신고된 백일해 발병 사례에 대해 펴낸 보고서[50]에는 백일해에 걸린 취학 전 아동의 예방접종 실태를 조사한 내용이 담겨 있다. 그에 따르면 생후 6개월 이상 된 영유아(이 시기까지 3회 접종을 받는다)의 55%가 3회 접종을 받았고, 22%는 1~2회 접종을 받은 상태였다. 단지 23%만이 접종을 받지 않은 영유아들이었다.

호주의 경우, 일부 주에서만 전염병에 걸린 사람들의 예방접종 이력에 대한 정보를 정례적으로 수집하고 있다. 이 책을 발간하기 직전에 나는 각 주의 보건당국으로 그에 관한 정보를 요청하는 편지를 보낸 일이 있다.[51] 사우스오스트레일리아주 보건위원회가 그래도 선도적이었다. 그들은 1990년부터 백일해에 대한 예방접종력을 수집하고 있었다. 그러나 초기 몇 년간은 정보를 제공한 의사가 극히 적었기 때문에 자료가 빈약했다. 백일해 발병사례가 접종 이력과 함께 본격적으로 신고되기 시작한 해는 1996년이었다. 그 해의 결과를 보면, 백일해 사례 629건 중에서 557건(89%)이 백일해 백신 접종을 완료한 경우였다. 이후 7년 동안의 전체 자료를 살펴보면 백일해 사례의 87%가 백신 접종을 완료한 사람에게서 발생한 것으로 나타난다.

이외에 백일해에 대해 자세하게 회신을 보내 온 곳은 빅토리아주와 태즈메이니아주 두 곳뿐이었다. 빅토리아주의 자료를 보면, 1995년에 발생한 255건의 사례 중 209건이 예방접종력과

함께 보고되었으며, 연령에 맞게 충분히 접종을 받은 사실이
드러난다. 태즈메이니아주의 자료는 1996년 자료로, 너무 불완
전했다. 26건의 보고사례 중 단 2건만 접종력을 파악할 수 있었
다. 2건 모두 완전하게 접종을 받은 상태였다.

이런 통계자료와 직면하게 되면, 예방접종의 장려자들은 백
신이 질병에 '걸리는' 것 자체를 막을 수는 없지만 '심하게 앓지
않도록' 해준다고 재빨리 말을 바꾼다. 그러나 이를 믿을 수
있는 근거는 없다.

1984년에 발표된 보고[52]에 의하면, 현대 산업국가에서 백일
해로 인한 사망률은 매우 낮으며, **접종률이 높건 낮건, 아니면
아예 제로든, 질병의 위중도나 발생 측면에서 볼 때 국가 간
차이는 없다.**

호주의 한 병원에서 실시해 1972년에 발표된 연구에서 백신
을 접종받은 소아환자와 받지 않은 소아환자의 백일해 위중도
를 비교한 결과는 다음과 같았다.[53]

위중도라는 지표를 가지고 질병을 앓는 전체 기간을 살펴보면,
병원에서 백일해 예방접종을 받은 환자라고 해서 증상이 더 가벼운
것은 아니다.

이는 백일해 예방접종의 실패를 보여주는 증거의 하나에 불
과하다. 보다 자세한 설명을 원하는 경우, 비에라 샤이브너Viera
Scheibner의 『예방접종 − 면역계에 대한 의학적 폭력Vaccination − the

Medical Assault on the Immune System』(1993)을 참고하기 바란다.

홍역

전 세계 아동의 80%가 홍역 백신을 접종받고 있는 사실에도 불구하고, 여전히 매년 약 140만 명이 홍역으로 사망한다.[54] 산업국가에서는 예방접종이 시작되기 약 100년 전인 19세기 중반부터 이미 홍역 발생이 감소해 왔다.

미국의 경우 1983년까지 꾸준히 감소하여 그 때에 이미 발생률이 거의 바닥 수준에 이른 상태였다. 그 해 미 보건성은 홍역이 1년 내에 퇴치될 것으로 예측했다.[55] 예방접종이 이루어진 지 20년만이었다.

그러나 얼마 지나지 않아 예방접종을 받은 학생이 95~100%에 달하는 학교를 중심으로 홍역이 만연하기 시작했다. 1989년, 홍역 발생률이 1978년 이래 최고에 달했으며, 사망률은 1971년 이후 최고 수준을 기록했다.[56] 보건당국은 1989년 전국에서 집단 발병한 경우가 170사례라고 기록했으며, 환자의 89%가 예방접종을 받은 것으로 나타났다![57]

텍사스 코퍼스크리스티에서는 20년 이상 매년 20건 미만으로 보고되다가, 주로 학생들 사이에서 홍역이 심각하게 만연하면서 단 3개월 만에 157명의 환자가 발생한 것으로 보고되었다. 두 학교를 대상으로 정밀조사가 이루어졌다. 조사결과 **학생의**

99% **이상이 예방접종**을 받은 것으로 나타났다. 홍역 환자 전원이 예방접종을 받은 거나 마찬가지였다. 예방접종을 받지 않은 학생이 있었지만, 그들 중에서는 홍역에 걸린 사람이 없었다!58)

미 보건성은 1984년 일리노이주에서 발생한 대유행에 대해 보고서59)를 발간했다. 일리노이주는 1살이 넘으면 누구라도 홍역 예방접종을 받게 법으로 정해놓고 있어 학생들 모두 예방접종을 받은 상태였다. 또한 1985년 2월에 발간된 같은 보고서에 따르면, 뉴멕시코주 홉스의 여러 학교에서 발생한 또 다른 유행의 경우 학생의 98%가 예방접종을 받은 상태였다.60)

1989년 2,239명의 학생 전원이 홍역 백신을 접종한 적이 있는 학교에서 71명의 환자가 발생했다. 108명의 학생이 2회 접종을 받았으며, 이 중 2명이 유행시기 동안 홍역에 걸렸다.61)

1989년에서 1991년 사이에 미국은 홍역 환자의 급격한 증가를 경험했다. 그러나 1995년에는 단 301건의 발병사례만 보고되어 환자보고가 시작된 1912년 이래 가장 낮은 수치를 보이기도 했다. 그렇더라도 1~4세 연령군 환자 중 45%가 접종을 받았으며, 5~19세 연령군 환자 중에서는 74%가 접종을 받은 것으로 나타났다. 20세 이상에서는 68%가 접종을 받은 상태였다.62)

홍역 백신 접종률이 매우 높은 나라로서 '면역이 된' 사람들로 가득 차 있을 것으로 기대되던 나라가 미국이었다. 그러나 1994년에 발표된 연구를 보면 홍역 백신 접종률이 22%에 불과한 프랑스 사람들이 더 '면역이 되어' 있을 가능성이 높다. 연구자들이 프랑스 오를레앙에서 병원직원들의 혈액을 채취하여 미국에서 시행된 유사한 연구와 비교해본 결과, 도출된 결론은 이러했다. "……면역성이 없는 병원직원의 수가 미국보다는 프랑스에서 더 적었다."[63)

주요 연구자 중 한 사람인 비에라 샤이브너 박사는 "오늘날 미국은 강제적인 예방접종으로 98%의 예방접종 수준을 유지하고 있지만, 여전히 3~4년 간격으로 홍역이 유행하고 있으며, 예방접종으로도 감소되지 않고 있다"고 말했다.

저개발국

1988년 아프리카 짐바브웨에서 홍역이 창궐하여 그 결과 4,357건의 발병사례가 당국에 보고되었다. 부모들과 접촉한 연구자들은 환자 3,242명 중 2,539명(78%)이 예방접종을 받은 사실을 알 수 있었다.[64) 예방접종 기록 자료만으로 국한시켰을 때도 여전히 73%라는 수치가 나왔다(2,579명 중 1,876명). 흥미롭게도 62%였던 백신 접종률이 홍역이 유행하기 직전에 83%로 증가했다.

연구자들은 또 다른 흥미로운 점을 발견했다고 한다. "예방접종을 받은 아동들의 합병증 발생률이 접종을 받지 않은 아동들보다 훨씬 높아 서로 현저한 차이를 보였다"는 것이다.

우간다 캄팔라에서도 유사한 상황이 벌어졌다.[65) 우간다는 홍역 백신 접종률이 1984년에서 1990년 사이 7배나 증가하여

74%에 도달해 있었다. 이와 함께 이런 내용이 보고되었다. "홍역 발생률이 몇 년째 감소하다가 1990년 4월을 기점으로 우간다 캄팔라에서는 발병사례가 급격히 증가한 걸로 보고되었다.……게다가 다양한 사례를 담은 보고서에 따르면, 홍역 예방접종을 받은 사람에게서 심상치 않은 발생률을 보였다는 것이다."

호주에서도 과거 2년간 홍역 환자수가 증가하고 있는 데 대해 주의를 촉구하는 경보를 내린 적이 있었다. 그러나 시드니 서부지역에서 발생한 최근의 홍역 창궐을 연구한 결과, 그들 부모에 따르면 환자의 73%가 예방접종을 받은 것으로 나타났다.[66)]

다른 주에서도 다음과 같은 제한적인 정보를 얻었다. 사우스오스트레일리아주 보건위원회는 1993년부터 홍역 환자의 예방접종 이력을 수집하고 있다. 그에 따르면 당시 예방접종을 받았어야 할 연령대의 홍역 예방접종률은 50%였다. 웨스턴오스트레일리아주는 1996년부터 이런 자료를 수집하였으며 해당 연령대의 예방접종률은 67%였다. 1995년에 105건의 발병사례가 기록된 빅토리아주는 58%가 예방접종을 받았다. 태즈메이니아주의 자료를 보면, 1996년에 발생한 23건의 사례 중에서는 단 10명만이 접종력을 확인할 수 있었으며, 이들 중 3명이 접종은 받았으나 언제 몇 차례 접종을 받았는지는 보고되지 않았다.

불과 몇 해 전까지만 해도 국립보건의료연구회는 홍역 예방접종은 **최소 21년간** 95%까지 면역력이 유지된다고 계속 장담하고 있었다. 지금까지 20년 이상 그 백신을 사용해본 결과, 전혀 그렇지 않다는 것이 이제 세계 도처에서 명확하게 드러나고 있다.

소아마비

나는 몇 가지 이유로 소아마비에 관한 그래프를 따로 분리했다. 소아마비로 인한 사망자수는 1950년까지 연보에 기록되어 있지 않았다. 그래서 1950년 이후부터 연도별로 인구 100만 명당 사망자수 그래프를 그려보았다. 앞서 논한 다른 질병들과 달리, 소아마비는 20세기로 들어설 무렵까지 하나의 명백한 병으로 인식되진 않았다. 20세기에 들어선 이후부터 주기적으로 발생률이 상승했으며, 선진국에서는 1940년대 후반에서 1950년대 초 사이에 유행한 바 있다.

호주에서는 1951년에 유행이 최고에 이르렀으며, 그 이후로는 감소하여 50년대 말 무렵에는 거의 사라졌다. 그래프를 통해 알 수 있듯이 처음 백신(주사용 솔크 백신)이 도입된 건 1956년 7월이었다. 소아마비가 이미 상당히 감소한 시점이었다. 1960년대 초에는 솔크 백신이 사빈 경구용 소아마비 백신OPV, Oral Polio Vaccine으로 대체되었다.

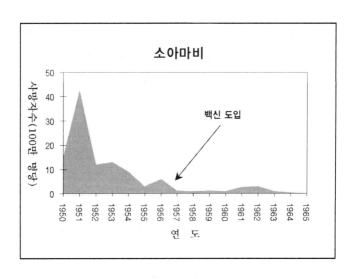

집단발생

　오늘날 소아마비의 정의를 완벽하게 충족시킬 수 있는 질병은 매우 드물다(다음 장의 설명을 참고하기 바란다). 결과적으로 최근 10년간 소아마비의 집단발생에 대한 연구가 발표된 경우도 미미하고, 그것도 대부분 개발도상국의 사례였다.

　그 중 하나가 1988년 이스라엘에서 발생했었다. 15명의 환자가 나타난 것이다. 이들 중 10명은 충분히 백신을 접종받았고 나머지는 1회 이상 접종을 받은 상태였다.[67]

　1990년에는 인도의 벨로르라는 곳에서 10건의 사례가 보고되었는데, 이 중 4명은 충분히 예방접종을 받았고 3명은 1회 이상 접종을 받았다. 1991~92년 사이에는 접종을 완료한 6명의 아동이 소아마비에 걸린 적도 있었다.[68]

대만에서는 1982년 1,031건의 사례가 보고되었다. 접종기록을 확보할 수 있었던 사례 중 40%가 예방접종을 받은 상태였다.[69]

1984~85년 핀란드에서 보고된 9건의 사례 중에서는 6명이 충분한 접종을 받은 상태였다.[70]

인도 마드라스에서는 1988년과 1989년 사이 78명의 환자가 보고되었으며, 이중 60명(77%)이 3회까지 접종을 받았다.[71]

아프리카 나미비아에서는 흥미로운 사건이 연이어 일어났다. 소아마비 예방접종률이 59%였으나, 1988년 이후 보고된 발병사례가 한 건도 없었다. 그 이후 1990년에 예방접종 캠페인이 시행되면서 2년 사이 접종률은 70%로 상승했다.[72] 그런 다음 27명의 환자가 집단적으로 발생했으며, 이들 중 14명은 충분한 접종, 6명은 부분 접종을 받은 상태였다.[73] 이와 유사한 문제가 오만에서도 발생했다.[74] 1981년 집중적인 예방접종 캠페인이 시작된 이후, 예방접종률이 1985년 67%, 1987년에는 87%로 상승했다. 그리고 그 다음해에 118명의 환자가 발생한 대규모 집단발병사례가 나타났다. 이들 중 87%가 적어도 한 차례 이상 백신을 접종받았고, 50%는 최소 3회 이상 접종을 받았다.

위와 같은 사례를 통해 질병발생률이 가장 높은 지역은 예방접종률 또한 가장 높은 지역 중 하나인 반면, 접종률이 가장 낮은 지역은 발병률도 낮다는 것을 알 수 있다. 또한 소아마비가 유행하는 동안 이미 예방접종을 마친 수천 명의 아동들이 감염되었으리라는 것을 능히 짐작할 수 있다. 이 집단발병 사례에 대한 보고서에는 다음과 같은 말이 실려 있다. "집단발병에서 나타난 특징 중에서도 가장 혼란스러운 점은 그것이 전형적인 예방접종 프로그램이 운영되고 있는 상황에서 발생했다는 점이다."

결핵

호주에서는 현재 고위험군에게만 결핵 백신을 접종하고 있다. 1992년 1,011명의 결핵환자가 보고되었고, 이중 약 40%가 결핵예방차원에서 BCG 접종을 받았었다.[75] 1993년의 발병사례는 991건이었다. 어림잡아 이중 약 43%가 예방접종을 받은 것으로 추정된다.[76]

결론

호주와 대부분의 국가에서 사용하는 경구용 소아마비 백신을 개발한 앨버트 사빈Albert Sabin 박사는 1985년, 이탈리아 의사들이 꽉 들어찬 어느 모임에서 연설을 하는 동안 다음과 같은 말을 했다.[77]

공식적 자료를 살펴보면, 미국에서 대규모로 시행된 예방접종사업이 국민의 면역력을 높여주리라던 당초의 기대와 달리 질병관리에 있어 어떤 의미 있는 발전을 이루는 데 실패했음을 말해준다.

예방접종과 관련된 연구업적으로 현재 세계적으로 인정을 받고 있는 비에라 샤이브너 박사는 이 주제와 관련된 수천 건의 발표 자료를 연구한 뒤, 자신의 책에서 이렇게 밝혔다.[78]

나는 큰 어려움 없이 어떤 종류의 백신이든, 특히 백신으로 예방가능하다고 믿어온 소아전염병 백신이 전염병을 예방하는 데 효과적이라고 판단할 수 있는 증거가 없다는 결론을 내리게 되었다.

의료산업계는 가능한 한 많은 인구집단에게 예방접종을 하기 위해 혈안이 되어 그런 목표에 장애가 된다 싶으면 어떠한 대중적 논의도 방관하지 않는다. 이 책에 소개된 정보들이 널리 알려지지 않은 이유가 바로 거기에 있다. 부모들이 백신을 훌륭한 것이라 믿고 자녀들에게 예방접종을 받게 하는 일은 생각보다 아주 어려운 일이다. 만약 부모들이 백신의 효과가 불확실하다는 걸 알게 된다면, 질병의 대부분이 예방접종을 받은 사람들에게서 발생했다는 걸 알게 된다면, 예방접종이 시작되기도 전에 질병발생이 상당히 감소되어 왔다는 걸 알게 된다면, 예방접종은 훨씬 더 어려운 일이 될 것이다.

이는 과학 및 의학 문헌에 이미 발표된 정보들이다. 다시 말해 엄격한 연구를 거쳐 발표된 결과물이다. 그러나 이런 내용은 일반인들에게 전달되지 않았다. 또한 좀더 은밀한 방식을 통해 의사들의 접근조차 차단시켰다.

소아마비, 그 기이한 이야기

소아마비는 세 가지 점에서 정말 기이한 역사를 가지고 있어 하나의 독립된 장으로 다룰 만한 가치가 있다.

하나, 소아마비 바이러스에 감염된 사람 중 극히 소수에게만 마비가 일어난다.

둘, 소아마비는 더 이상 소아마비가 아니다. 소아마비에 대한 정의가 바뀌었기 때문에 50년 전 소아마비라 불리던 것의 대부분은 오늘날 다른 이름을 갖고 있다.

셋, 이러한 사실을 모른 채, 과거 예방접종 및 불필요한 의학적 처치로 상당수(아마 대부분일 것이다)의 소아마비를 야기시켰다.

드문 합병증

소아마비는 소아마비 바이러스에 감염된 사람 중 아주 소수에게서만 발생한다. 20세기 전반기만 해도 사실상 농촌 지역에 거주하는 모든 아이들이 감염된 것으로 알려졌다.[79] 그렇지만 당시에도 상대적으로 얼마 되지 않는 아이들만 마비가 되었다. 마비증상의 발생 여부는 척추신경세포의 상태에 따라 결정되는 것처럼 보였다. 1951년 덴마크 코펜하겐에서 열린 제2차 국제소아마비회의International Poliomyelitis Conference에서 발표된 내용을 보자.[80]

숙주의 상태는 감염 발생 여부뿐 아니라 바이러스가 영향을 미치는 범위(국소적 영향 또는 전신적 영향), 증식 정도, 발현되는 증상의 형태, 심지어 증상의 발현 여부까지 결정지을 수 있을 만큼 중요하다.

바이러스에 감염된 사람의 대부분이 별다른 증상을 보이지 않는 이유를 말해주는 대목이다. 증상이 나타난다 해도 대개 두통, 목의 통증, 감기 유사 증상이나 발열을 보이는 정도였고, 극히 소수만 마비가 되었다. 실질적으로 마비가 일어나는 경우는 아주 드물어서, 일종의 '합병증'으로 간주되었다.[81]

여기서 중요한 점은 20세기 초에는 집단유행이 발생하기만 하면 마비 여부와 관계없이 가벼운 증상만 있는 아동들도 무조건 소아마비로 간주했다는 사실이다. 사실 대유행 당시에 보고된 대부분의 소아마비 사례에서 마비는 없었다.[82] 그들은 단지 어떤 바이러스 질환에 걸린 아이들이었다. 소아마비가 유행하는 것으로 생각하던 시기에 의사를 찾아간 것뿐이었다. 마비증상을 보인 아이들도 대부분 몇 주 내에 회복되었다. 오늘날 이런 사례는 소아마비로 간주되지 않는다. 진단 지침이 완전히 바뀌었다. 소아마비의 정의에 따르면, 의학적 진단명으로서의 소아마비는 반드시 마비증상을 동반해야 한다. 따라서 '마비가 발생한 경우에만 소아마비 사례로 기록'한다. 그 중에서도 우선시되는 것은 마비증상이 최소 60일 이상 지속되어야 한다는 점이다. 오늘날 마비증상이 없는 경우 의사들은 그것을 소아마비로 생각조차 하지 않지만, 과거에는 이런 아이들이 통계자료에 기록된 소아마비 사례의 대부분을 차지했다.

이것이 뜻하는 바는, 현재의 소아마비 환자수와 50년 전의 환자수를 비교할 수 없다는 것이다. 질병 정의에 따르면, 50년 전의 소아마비와 현재의 소아마비는 서로 다른 질병이다. 그러나 이 둘을 비교할 수 없는 이유가 또 있다. 서두에서 꺼낸 두 번째 사항과 관련된 문제다.

진단기준의 변화

설사 마비가 **발생**했다 하더라도 대부분 소아마비가 아니었으며, 오늘날 이런 불행한 경험이 재현된다 하더라도 소아마비로 진단받을 가능성이 극히 희박하다. 현재 의사들은 바이러스 감염 여부를 확인하기 위해 실험실 검사를 한다. 과거에는 이런 사치를 누릴 수도 없었다. 40여 년 전쯤에야 실험실 검사가 가능해졌던 것이다. 실험실 검사가 가능해지자, 소아마비라고 생각했던 대부분의 사례가 소아마비가 아닌 것으로 밝혀졌다. 환자들에게서 소아마비 바이러스가 분리되지 않았기 때문이다.

일부가 다른 종류의 바이러스나 세균에 감염된 상태였다면, 나머지는 별다른 미생물이 전혀 검출되지 않았다. 당연히 이런 경우는 더 이상 소아마비라 할 수 없었다. 그 당시까지만 해도 마비를 보인 거의 모든 아이들을 소아마비에 걸린 것으로 생각했다. 원래 소아마비란 '소아에서 발생하는 마비'라는 뜻이다. 미생물에 관한 지식이 쌓이면서, 이제는 임상적으로 소아마비와 구분할 수 없는 질병을 일으키는 데 최소 21가지 장내바이러스가 존재한다는 사실이 밝혀졌다.[83] 소아마비는 소아마비 바이러스를 가지고 있어야 한다. 하지만 마비증상을 보이는 사례를 검사해보면 다른 종류의 바이러스나 세균을 가지고 있거나, 아예 아무것도 나오지 않는 경우도 있다. 과거에는 이 모든 질병을 소아마비라 불렀다. 지금은 이들을 무균성 뇌막염, 길랭-바레증후군, 뇌성마비, 뇌척수염, 횡단성 척수염, 탈수초화, 양하지마비, 반신마비 등등으로 부른다.

이렇듯 소아마비라는 질병의 정의가 완전히 바뀌었다. 당연히 이런 변화는 소아마비 발병건수에 극적으로 영향을 미쳤다.

정의를 엄격하게 적용할수록 환자수는 줄었다. 통계적으로 이런 변화는 소아마비가 사라지는 듯한 인상을 주기 십상이다. 하지만 모든 것은 진단기준이 변화되면서 생긴 일이었다.

공교롭게도 이 모든 일이 소아마비 백신이 처음 도입될 무렵에 일어났다. 호주에서는 백신이 도입되던 바로 그 달(1956년 7월)에 발간된 《호주의학저널_Medical Journal of Australia_》이 정부를 대신해 다음과 같은 설명을 덧붙여 새로운 진단기준을 제시했다.[84]

소아마비 예방접종을 받은 사람에게 소아마비 진단을 내리는 것은 백신의 방어 효과를 평가하는 데 있어 상당히 중요한 문제가 된다. 일단 예방접종이 시작되면, 대중은 마치 소아마비가 유행하고 있는 것으로 생각해 전문가가 소아마비가 아니라고 확인해주기 전까지는 어떤 병이든 소아마비에 걸린 것으로 생각하기 쉽다.

아래의 진단기준 목록은 종종 어려운 진단을 내려야 하는 의사들에게 도움이 될 뿐만 아니라, **백신 접종을 받은 사람이 소아마비에 걸렸다는 잘못된 보고로 인해 부당하게 백신이 비판받는 것을 막을 수도 있다.**

"소아마비의 실험실 진단 방법"이라는 제목 아래 소개된 지침은 다음과 같았다.

많은 경우, 특히 비마비성인 경우 실험실 검사를 통한 확인과정 없이 소아마비 진단을 정확히 내리는 것은 불가능하다는 점이

강조되어야 한다. 하지운동신경 마비가 있더라도, 뇌척수액 검사를 해보면 세포를 침범하지 않는 급성 감염성 다발성신경염 때문인 경우가 일반적이다.

따라서 소아마비가 의심되는 모든 사례에 다음과 같은 실험실적 방법을 적용해야 한다. (1)뇌척수액 검사 (2)소아마비 바이러스 분리 (3)양성 혈청검사…… (4)볼거리, 단순포진, 기타 뇌막염-뇌염의 가능성을 확인하기 위한 혈청 항체검사.

얼마 후, 이 과정에 새로운 여과장치가 더해졌다. 각 진단 사례를 확증하기 위해 전문가 집단이 구성된 것이다. 소아마비 감시위원회Poliomyelitis Surveillance Committee라 불리는 이 전문가집단은 제출된 사례들이 진단기준에 제대로 부합하는지 2차 의견과 최종 의견을 제시했다. 위원회가 소아마비로 인정한 것은 극히 일부에 지나지 않았다.[85]

세계보건기구WHO는 현재 소아마비를 정의하기를 마비가 일어난 지 정확히 24시간 후와 일주일 내에 대변검사를 실시하여 두 번 다 소아마비 바이러스가 발견되고, 60일 이후에도 마비증상이 지속되는 질병으로 규정하고 있다.

호주에서는[86] 여전히 15세 이하 아동 10만 명당 약 1명꼴로 급성 마비성 질환이 발생하고 있다. 영국과 미국도 이와 유사하다. 그러나 앞에서 언급한 대로 이런 질환 중 어느 것도 더 이상 소아마비라 부르지 않는다. 또한 질병 구분상, 소아마비 바이러스 감염이 **확인된 경우**조차 소아마비라 부르지 않는다. 1992년 한 해 동안, 보건당국에 185건의 소아마비 바이러스 감염사례가 보고되었다. 모두 인체 조직에서 발견된 경우였다. 이 중 20건은 유아돌연사SIDS로 사망한 시신을 부검하면서 발견되었다.[87] 호주에서 소아마비라는 질병이 사라졌다면, 이 모든 소아마비 바이러스는 어디에서 온 것일까? 백신이 유일한 원천으로 보이기 시작했다.

위대한 박멸 프로그램

선진국의 소아마비 '퇴치'방법이 현재 개발도상국에서도 똑같이 사용되고 있다. 당연히 이들 국가는 선진국의 새로운 지침 및 진단용 실험실을 그대로 받아들였고, 일부 국가는 수용 단계에 있다.

첫 번째 '성공' 신화의 주인공은 서태평양지역(미주지역)이었다. 각국 보건당국은 1986~1991년 사이에 미주지역에서 시행된 예방접종 캠페인 덕택에 이 지역에서 소아마비를 퇴치했다고 주장했다. 이렇게 주장된 '승리'가 여타의 제3세계 국가에게는 절대적 기준Gold standard이 돼버렸다. 그러나 자세히 들여다보면, 이는 단지 진단기준의 변화에서 기인한 현상일 뿐이다. 백신이 그 지역에 도입되면, 실험실이 설치되고 새로운 진단방법이 확립되며 의사들은 진단방법에 대해 '재교육'을 받는다. 결과적으로 거의 모든 소아마비 사례에 새로운 이름이 붙여진다. 세계보건기구의 공식 보고서를 통해서 이를 알 수 있다.[88]

다음은 보고서의 서두에서 발췌한 내용이다.

1986년, 급성이완성마비AFP, acute flaccid paralysis에 대한 집중적인
감시활동이 처음 도입되었을 때, 미주지역에서는 임상적으로 확인
된 930건의 소아마비 사례가 보고되었다. 이후 실험기술의 향상과
지원으로 1988년까지 보고된 340건의 급성이완성마비 사례 중
32건이 야생 소아마비 바이러스와 관련된 것으로 확인되었다.
같은 지역에서 1991년 1월부터 10월까지 발생한 6건의 소아마비
사례도 야생 소아마비 바이러스와 관련된 것으로 밝혀졌다. 비록
급성이완성마비 사례가 1985년 1,000건에서 1991년 말까지 약
2,000건 이상 발생해 2배가량 증가했지만, 소아마비 확진 사례는
급격히 감소했다.

간단히 말해 예방접종 캠페인을 시작하던 해에 마비성질환
발생이 930건이었는데, 이 모든 사례를 소아마비라 불렀다는
것을 의미했다. 5년 후, 캠페인이 끝날 무렵에는 대략 2,000건의
마비성질환이 보고되었지만, 단 6건만을 소아마비라 불렀던 것
이다.

얼마나 대단한 성공인가! 마비성질환 발생률은 2배가 되었
지만, 질병의 정의를 과감하게 바꾸는 바람에 이를 더 이상 소
아마비라 부르지 않았던 것이다. 연이어 보고서에는 이렇게 쓰
여 있다.

미주지역에서 야생 소아마비 바이러스의 전파를 차단하고, 궁극

적으로 전 세계적으로 박멸시키기 위한 도전의 성공 여부는 상당 부분 "진짜" 소아마비 사례를 얼마나 잘 식별해내느냐에 달려있다. 즉 다른 원인에 의해 유발된 급성이완성마비_{AFP}로부터 야생 소아 마비 바이러스에 의한 사례를 어떻게 가려내느냐가 관건인 것이 다.……소아마비는 임상적 증상이 매우 다양하기 때문에 정확한 진단을 내리기 위해서는 숙련된 검진자와 대규모의 실험실 지원체 계가 필요하다.

여기서 잠깐 '야생 소아마비 바이러스'가 무엇을 뜻하는지 짚고 넘어가자. 기본적으로 현대의 실험기술은 그들이 발견한 바이러스가 소아마비 백신을 만드는 데 사용한 것인지, 아니면 자연에 존재하는 것(야생)인지 구분할 수가 있다. 이제 소아마 비라고 불리려면 원인 바이러스가 반드시 '야생' 바이러스여야 한다.

미주국가들은 여타의 제3세계 국가들을 위해 하나의 표준을 만들어냈다. 먼저 앞장에서 언급했던 1987년 오만에서의 집단 발병 사례를 상기해보기 바란다. 집단발병이 "전형적인 예방접 종 프로그램이 운영되고 있는 상황에서 발생했다." 다음 이야 기는 이렇게 이어진다. 이후 예방접종 캠페인을 담당했던 보건 당국은 18세 이하 모든 인구에게 추가 접종을 하는 것으로 곤경 에서 빠져나오려 했다. 진짜 소아마비가 아닌, 소아마비 유사 질병을 모두 가려낼 수 있는 특별한 실험실을 설치하는 것과 함께 의사들에게는 새로운 진단지침을 내렸다('재교육'을 시켰 다). 이런 과정을 거쳐 보고된 사례라도 정부가 소아과전문의,

소아신경과전문의, 질병학자, 바이러스학자 등으로 전문위원회를 구성해 이의 확인을 받도록 했다. 백신이 광범위하게 사용되고 나면 소아마비 환자수의 감소가 뒤따라야 한다. 이것은 아주 중요한 의미를 갖는다. 그렇게 되지 않으면, 보건당국은 곤경에 처하게 되기 때문이다. 분명 그들은 이 점을 확인하고자 했을 것이다.

모든 게 순조로웠다. 이미 대부분의 증상에 새로운 이름을 부여했기 때문에 문제될 것이 없었다. 1990년 1월부터 1993년 4월까지 오만에서는 49건의 마비성질환 발생사례가 보고되었고 그 중 단 4건만이 소아마비로 불리게 되었다. 흥미롭게도 이들은 모두 예방접종을 받았었다. 4명 중 2명은 4회 접종, 1명은 5회 접종을, 나머지 1명은 무려 6회나 접종을 받았다!89)

중국의 경우 세계보건기구wHO의 대규모 예방접종 캠페인의 혜택을 받았음에도 불구하고, 1989~90년 사이 대략 1만여 건의 사례가 보고되자, 급기야 1991년 '박멸전문가' 투입 조치를 받아들였다. 세계보건기구가 1994년에 발간한 어느 연구서에는 산둥성山東省에서 진행된 과정이 기술되어 있다.90) 1991년, 4세 이하의 아동을 대상으로 가능한 한 많은 아이들을 접종하는 것을 목표로 잡아 새로운 예방접종 캠페인을 전개했다. 이와 함께 마비성질환의 사례보고에 대비해 새롭고 정교한 시스템을 도입하여, 표본을 수집하고 검사하는 일에 집중했다.

1990년에는 보고된 사례의 13%만이 실험실 표본을 구할 수 있었다. 1991년에는 사례 중 50%의 실험실 표본이 수집되었고,

1992년에는 84%가 수집되었다. 이런 시스템 덕분에 1990년 284건의 소아마비 사례를 1992년에는 25건으로 줄일 수 있었다. 1992년 실제 소아마비 유사질환의 발병사례가 130건이었지만, 단 25건만이 엄격하기 이를 데 없는 새로운 정의에 부합했다.

그로부터 약 20년 전에 중국 보건당국은 확신을 가지고 중국에서 발생하는 소아마비 사례의 대부분을 길랭-바레증후군으로 재명명하도록 한 적이 있었다. 한 연구팀이 중국형마비증후군Chinese Paralytic Syndrome이라는 새 이름을 붙여줄 때까지 이는 거침없이 시행되었다.[91] 그런 사실이 나로 하여금 자료를 좀더 자세히 살펴보도록 자극했다. 이후의 연구(허베이성河北省에서 실시한 연구였다)를 살펴본 결과, 새로운 이름이 붙은 장애와 길랭-바레증후군이 모두 진짜 소아마비였던 것으로 밝혀졌다. 1955부터 1990년까지 소아마비 발생 추이를 분석한 연구자들이 낸 결론이었다. 그에 따르면, 1971년에 시작된 대규모 예방접종 사업 이후 소아마비 보고건수는 줄었지만 길랭-바레증후군은 약 10배가량이나 늘어났다고 한다.[92] 바꾸어 말하면, 소아마비는 여전했지만 다른 이름표를 달고 있었을 뿐이었던 것이다.

점차 세계 곳곳에 실험실이 설치되고 있다. 대규모 예방접종 캠페인을 실시하고 있기는 하지만, 아직까지 실험실 형편이 좋지 않은 나라들은 소아마비 진단을 10세 이하의 아동 중 초기 마비가 하지에서만 나타나고, 적어도 60일 이상 지속되는 경우로 제한함으로써 똑같은 과정의 전개를 서두르고 있는 실정이다.[93]

지금까지 우리는 선진국에서 소아마비가 재정의된 과정을 살펴보았다. 이런 과정이 개발도상국에서 똑같이 되풀이되고 있다. 호주에서도 지난 40년 동안 소아마비 발생건수를 엄청나게 감소시킨 주요 공로자는 그런 재정의였다는 게 분명하다. 내가 '주요'라고 표현한 이유는 지금보다 과거에 실제 마비성 질환이 더 많았다는 사실을 나 또한 인정하기 때문이다. 이어 서두에 꺼낸 세 번째 문제로 넘어가보자.

유발

소아마비는 다른 예방주사에 의해서도 유발될 수 있다. '유발성 소아마비'로 알려진 이 문제는 1장에서 간단히 논한 바 있다. 공식 추계로는 1940~50년대에 발생한 마비성 소아마비 중 약 15%가 소아마비 외의 다른 백신(주로 백일해와 디프테리아) 주사접종으로 인해 발생했다.[14] 그러나 아동에게 주사하는 것은 백신만이 아니다. 항생제는 현대의학의 가장 눈부신 발명품으로 환호의 대상이 되었으며, 한동안 어떤 종류의 소아 감염이든 페니실린 주사를 관례적으로 사용했다. 독자 중에 왜 지금은 항생제를 주사 대신 알약으로 복용하게 되었는지 궁금하게 생각해본 적이 있는 사람이 있는지 모르겠다. 1장에서 언급된 루마니아 연구결과[16]는 항생제 주사를 여전히 관례적으로 사용하고 있는 국가에서 나타난 파괴적 영향을 여실히 보여주었다. 소아마비 백신을 접종한 아동에게 곧바로 항생제 주사를 놓지 않는다면, 마비성 소아마비 발생률을 86%까지 감소시킬 수 있다는 결론도 있다. 이보다 앞서 인도에서 수행된 연구의 결론은 이러했다.[94]

인도에는 여전히 소아마비 바이러스 감염이 만연해 있지만, 지난 10년간 발생한 마비성 소아마비 사례의 3/4은 불필요한 주사로 인해 유발되었거나 증세가 심해진 것으로 보인다. **모든** 불필요한 주사를 추방하는 캠페인을 벌여야 한다.

이것이 전부는 아니다. 이제는 더 이상 볼 수 없는 또 다른 의학적 처치, 편도선적출술 역시 소아마비 발생과 관련이 있다. 최근 시드니 국회의사당에서 열린 어느 포럼에서 마크 도노휴 Mark Donohue 박사는 이렇게 말했다.[95]

의료전문인들이 왜 어떤 처치를 그만두게 되는지 궁금하게 여긴 적이 있습니까? 물론 원하는 만큼 돈을 벌었기 때문은 아닙니다.

1940년대에서 50년대를 통틀어 편도선을 제거하는 데 한 가지 문제가 있었습니다. 당시의 의사들은 편도선을 사람에게 불필요한 잉여조직으로 간주했습니다. 문제의 근원일 뿐이라는 거였죠. 그러다 소아마비가 유행하면서 편도선을 제거한 사람에서 마비가 3~5배나 더 잘 생긴다는 사실이 밝혀졌습니다.

편도선을 적출한 사람들이 더 자주 소아마비 바이러스에 감염된다는 뜻은 아닙니다. 오히려 인후부위에 있는 림프조직의 보호를 받을 수 없기 때문에 소아마비 바이러스 감염과 질병 발생 사이에 아주 밀접한 연관성이 있는 것으로 나타났습니다.

그 당시 마비성 소아마비가 의원성(의사나 의학적 처치로 인한) 질병임을 암시하는 사례가 많았습니다. 마치 뜨거운 감자라도 되는 양 의료전문가들이 편도선적출술을 중단해버렸지만, 나는 그와 관련해서 많은 이야기가 있었다는 것을 몰랐습니다. 분명 내가 의과대학에서 공부할 때에도 왜 편도선적출술이 그토록 인기가 없게 되었는지 들은 바가 없었습니다. 나는 정보의 원천으로부터 동떨어져 있었습니다. 사실상 내 동료들도 마찬가지였죠.

비록 우리가 위험을 감수하긴 했어도 편도선을 제거했던 일은 호주는 물론 전 세계 의료계에서 잊어버린 진실의 하나입니다. 우리는 아무런 문제가 없다고 생각했습니다. 그러나 이런 처치로 인해 수천 건의 마비 사례가 발생했습니다. 우리가 소아마비를 유발시킨 건 아니지만, 바이러스성 질병에 걸렸더라도 회복될 수 있는 사람들을 마비성질환에 걸리게 만들어버렸습니다. 나는 지금까지도 의료전문가들이 호주에서 발생한 이런 문제들을 깨끗하게 인정했다고는 생각하지 않습니다.

편도선적출과 관련된 마비에 대해 도노휴 박사가 언급하지 않은 것 중 하나는 최악의 경우 폐를 포함해서 '연수'[16]를 침범하는 유형에 관한 내용이었다. 호흡보조기를 착용한 아동들의 사진을 한번 떠올려보라.

• • • • •
16 숨골. 뒤통수 아랫부분에 있으며, 호흡과 심장 운동 및 생명유지에 중요한 중추다.

1장에서 언급한 것처럼, 최근 오만에서 소아마비가 발생하자 보건당국은 60일간 모든 비응급 수술과 불필요한 주사, 예방접종을 중단하는 조치를 취했다. 역사로부터 얻은 교훈이 결국 공식적으로 부상하고 있다.

소아마비는 정말 기묘한 역사를 가지고 있다. 대대적인 재정의로 인해 예방접종 전후의 발병률 비교가 완전히 무의미해졌다. 제대로 논의된 적은 없지만, 이미 입증된 끔찍한 의원성 문제는 현대 의학의 최대 실책 중 하나라는 논쟁거리의 한복판에 자리를 잡았다. 또한, 소아마비보다 부모들의 가슴을 철렁 내려앉게 하는 질병도 없을 것이다. 오늘날 자녀들을 소아마비로부터 보호하기 위해 부모가 할 수 있는 일은 예방접종 외에 아무 것도 없다고 얘기된다. 얄궂게도 우리는 지난 40년간 선진국의 소아마비 발병사례의 대부분을 유발했던 백신을 그대로 사용하고 있다.

집단면역

한 무리의 가축이 그런 것처럼, 사람들(또는 동물들)이 밀집해서 집단을 이루고 산다면 주변의 병원균도 공유하기 쉽다. 어떤 병원균 하나가 그 집단 내에서 돌고 나면, 대부분의 구성원들은 이후 그 병원균의 공격에 대해 '면역성'을 얻게 된다고 한다. 이렇게 대다수가 면역이 되면, 병원균이 집단 내에서 돌고 돌 가능성은 떨어진다. 질병이 전파되기에 충분할 만큼 '면역성이 없는' 상태의 사람이 없어지기 때문이다. 이를 집단면역이라 부르며, 이론적으로는 급작스런 전염병의 유행으로부터 집단을 보호해줄 수 있는 상태다. 새로운 구성원이 태어나면, 자연히 면역성이 없는 인구의 비율이 증가하게 된다. 면역성이 없는 인구가 어느 수준에 이르면 그 집단은 다시 전염병의 발생에 취약해진다고 한다.

이러한 개념이 어떻게 형성되었는지 한번 살펴보자.

1933년 헤드리치A. W. Hedrich라는 한 연구자가 1900년에서 1931년(1931년은 홍역 백신이 사용되기 약 40년 전 시점이다) 사이 미국 볼티모어의 홍역 유행 양상에 대해 연구한 논문을 발표했다. 그는 홍역에 면역이 된 아동의 수가 68% 미만일 때 홍역이 유행한다는 결론을 내렸다. 면역성을 가진 아동의 수가 68% 이상인 경우, 질병이 전파되기에는 비면역인구가 충분치 않은 상황이라고 했다.96)

이 개념은 아동이 병을 한번 앓고 나면 그에 대한 면역을 얻게 된다는 이해를 토대로 했다. 오늘날 우리는 백신 역시 같은 역할을 하는 것으로 알고 있다. 집단 구성원의 대부분이 백신을 접종받을 경우, 집단면역을 획득할 수 있다는 것이다. 그러나 흥미롭게도 이 68%라는 수치가 해를 거듭할수록 증가하여 이제는 95%가 되었다! 예방접종 캠페인은 접종률 95%를 목표로 하며, 이 수준에 도달해야만 질병의 집단적 발생을 막을 수 있다고 믿고 있다.

그렇지만 이와 관련해서 어떤 증거도 제시된 적은 없다. 오히려 실제에 있어서는 아주 상반된 증거뿐이다. 한 가지 예를 들어보도록 하겠다.

세계보건기구WHO가 최초로 홍역 퇴치 선언을 한 나라는 1967년, 아프리카의 감비아Gambia였다. 세계보건기구는 3개의 이동팀을 구성하여 분사식 주사기jet injector gun**17**를 이용, 생후

• • • • •
17 바늘을 이용하지 않고 고압으로 약물을 분사하여 피부 아래로 약물을 침투시키는

6개월부터 4세까지의 모든 아동에게 예방접종을 실시했다. 대략 전체인구의 96%가 백신을 접종받았고, 홍역 퇴치를 선언했다. 그 때가 1967년이었다.

1981년 한 연구팀이 감비아로 돌아가 1년간 인구조사를 실시했다.[97] 연구팀은 전체인구 중 13% 이상이 1981년 그 해에 홍역에 걸린 것을 알 수 있었다. 그러나 정말 충격적인 사실은 홍역에 걸린 사람의 **14.8%가 9개월 이내에 사망**했다는 점이다. 믿기 어려울 정도로 성공적인 퇴치 프로그램이었다.

미국의 경우도 살펴보자. 앞에서 설명했던 것처럼 미국은 접종률 98% 수준에서도 학교를 중심으로 대규모 집단발병 사태를 계속 경험했다. 1994년, 연구자들은 높은 예방접종률을 보였는데도 홍역이 집단 발생한 18개 학교(이중 절반 이상의 학교가 접종률이 98% 이상이었다)의 목록을 만들어 이를 분석한 후 다음과 같이 논평했다.[98]

한 학교의 경우 학생들 사이에서 홍역이 다섯 차례나 발생했다. 또한 접종률이 99%고 혈청검사상 면역수준이 96%인 두 학교에서는 그런 수치에도 불구하고 두 달 동안 홍역이 유행했다.

연구자들이 마지못해 내린 결론은 이러했다.

특정 홍역 사례에 있어 이례적으로 높은 수준의 접종률을 보였다

* * * * *
주사기로 빠르고 경제적인 예방접종을 위해 사용되어 왔다.

해도 "집단면역"이 질병의 유행을 막는 데 완벽한 효과를 나타내는 것은 아니다.

캐나다에서도 이와 유사한 상황이 발생했다. 1989년 퀘벡에서는 초등학생의 접종률이 98%이고, 중고교생의 접종률이 97%인 가운데서도 1만 건 이상의 전염사례가 발생했다.《주간 캐나다 질병보고서*Canada Disease Weekly Report*》99)에 따르면, "**20년 이상 아동 전체에 대한 예방접종을 시행했는데도 불구하고 캐나다에서는 1989년 이후 아주 광범위하게 홍역이 집단적으로 발생하고 있다.**"

미국은 백일해와 관련해서도 비슷한 역사를 가지고 있다. 다시 한번 말하자면 예방접종을 취학 전 의무사항으로 정해놓고 있지만, 아직까지도 이 연령대에서 백일해가 집단발생하고 있다. 이 모든 상황에서도 호주 정부는 예방접종률을 95%까지 올리면 질병을 퇴치할 수 있다고 계속해서 말하고 있다. 왜, 어떤 근거로 그렇게 말하는가? 왜, 전에는 그렇지 않았던가?

죄책감의 함정

예방접종을 받은 아동이 질병에 걸리지 않으면, 우리는 그것이 예방접종 덕이라고 말한다. 또 예방접종을 받지 않은 아동이 병에 걸리지 않으면, 집단면역의 보호 덕택이라고 한다. 현재 질병발생률이 낮은 유일한 이유를 당연히 집단면역의 덕으로 간주한다. 그러니 자기 자녀에게 예방접종을 받지 않게 하는 부모는 집단에 기여하지 않으면서 집단면역의 이익이나 보려는 무책임한 사람이 된다. 즉 다른 부모들이 백신의 부작용이라는 러시안 룰렛 게임을 감수했다면, 그런 부모들은 이를 피하면서 집단면역 사회의 안락함이나 누리는 격이 된다.

이처럼 유일한 방어책이 집단면역이라고들 한다. 그러나 이 모든 것을 거스르는 질병이 하나 있다. 바로 파상풍이다. 파상풍은 전염병이 아니다. 파상풍균은 흙속 어디에나 있다. 의사들은 집단면역을 통해 자녀들이 보호받을 수 없으므로 '파상풍 접종만은 시키라'고 권고한다. 지역사회 내에서 얼마나 많은 사람이 예방접종을 받았든 그에 상관없이 모든 아동이 파상풍에 취약하다는 것이다. 그렇다면, 얼마나 많은 아동이 파상풍에 걸리는가?

호주 통계청에 따르면, 6세 이하의 아동 중 2만 명 이상이 파상풍 예방접종을 받아본 적이 없다고 한다.[100] 게다가 42만 명 이상이 몇 차례 부분접종만 받았을 뿐이고, 10만4천 명이나 되는 인원에 대해선 접종 여부가 밝혀지지 않았다. 그러나 1995년 연방보건부에 의하면, **이 아이들 중에서 파상풍이 발생한 예는 단 한 건도 없었다.**

이런 실정이라면 줄잡아 50만 명의 아이들이 불완전한 보호 상태에서 뛰놀고 있는 셈이 된다. 2만 명 이상은 아예 무방비 상태다. 그런데도 아이들이 뛰어놀다 베이거나 긁히고 상처에

먼지가 들어가도, 정원에서 놀면서 무릎을 다치거나 녹슨 못을 밟아도, 파상풍이 단 한 건도 발생하지 않은 것이다!

사실 호주에서 50세 이하의 연령대에서는 파상풍 발생 예가 없다. 아마 지금 파상풍에 '무방비 상태'인 50세 이하 인구는 수백만 명에 이를 것이다. 1996년 호주에서 파상풍 발생 사례라 곤 딱 두 건이 있었다. 마크 도노휴 박사는 호주에서의 파상풍 발생에 대해 "단도직입적으로 말해, 아무런 문제도 없다"고 했다.[101]

분명 예방접종을 받지 않은 아이들을 파상풍이나 여타의 질병으로부터 보호해주는 무언가가 있지만, 파상풍의 경험에 비춰볼 때, 그게 집단면역은 아니다.

예방접종에 관한 일반적 주장들

1970년대 중반, 영국에서는 많은 부모들이 백신의 안전성에 대한 두려움 때문에 백일해 예방접종을 받지 못하게 했다. 이것이 두 차례의 백일해 창궐로 이어져 10만 명 이상의 환자가 발생해 27명이 사망하는 사태가 벌어졌다.

우선 사실을 정확히 짚어보자.

백일해 백신에 대한 위험성이 널리 알려지면서 1976년에는 예방접종률이 갑작스레 30% 수준으로까지 떨어졌다. 그러자 보건당국은 언론을 통해 끔찍한 백일해 대유행이 예상된다고 퍼부었다.

이 시점 이전까지 7년 동안(1969~1975년)의 접종률은 높았다. 하지만 백일해로 인한 사망자수는 총 76명이었다. 이후 7년간(1976~1982년)은 접종률이 낮았지만 사망자수는 총 55명이었다. 오히려 사망자수가 **감소**되었던 것이다. 백일해로 인한 사망자수가 이전 그 어느 때보다도 적었다. 오랫동안 4년 주기로 유행이 일었듯이, 양 기간 중에도 두 차례의 유행이 있었다.

런던의 중앙공중보건연구소Central Public Health Laboratory의 연구자들은 이 기간에 대해 다음과 같이 언급했다.102)

> 백일해 예방접종률의 감소 이후, 백일해로 인한 입원율과 사망률이 뜻밖에 감소했다.

이처럼 사람들이 예방접종을 중단하자 오히려 사망자수와 입원환자수가 감소했던 것이다. 역설적이게도 이 같은 감소가 환자발생 신고도 적극적으로 이루어진 시기에 일어났다. 어떻게 이런 일이 일어날 수 있었을까?

당시 그토록 많은 백일해 환자가 발생했건만 기간 내내 사망자수가 적은 상태를 유지했던 이유는 무엇일까? 백일해가 유행했는데도 왜 사망자가 늘지 않았을까? 내 생각에 답은 간단하다. 사실은 백일해 환자가 그렇게 많이 발생하지 않았던 것이다. 단지 백일해 발생 **보고**가 늘어났을 뿐이다.

기본적으로 의사들은 백일해 발생사례를 모두 보고하지는 않는다. 대개 약 10% 정도의 사례만 보고된다. 그러나 부모들로 인해 예방접종률이 대폭 감소하자 정부 당국이 대중매체를 총동원해 백일해의 유행을 예고하고 나섰다. 개업의들에게는 질병이 유행 중이라며 유행 양상 파악과 환자관리 실태를 열심히 보고하라고 재촉했다. 그 결과 보고율이 약 50%로 상승했던 것이다.

구소련의 붕괴 및 신생독립국가의 출현과 함께 과거의 연방국들에게 백신 공급의 차질이 빚어졌다. 이로 인해 1990년대 초 디프테리아가 대규모로 유행하여 수많은 목숨을 앗아갔다.

신생독립국들의 디프테리아 발병건수는 1989년 839건에서 1994년 47,802건으로 증가했다. 환자의 70%가량은 15세 이상이었다.[103] 어차피 이들은 예방접종 권장대상 연령군이 아니었다. 백신의 부족으로 대규모 유행이 발생했다면, 주로 백신을 접종해야 하는 연령군, 즉 5세 이하 인구가 영향을 받았어야 한다. 실제 많은 환자가 발생한 15~45세 연령군은 이미 백신을 충분히 접종받은 집단이었다. 그보다 낮은 연령군 역시 이미 충분한 예방접종을 받았다. 1992~93년에 이루어진 조사 결과, 아동의 90% 정도가 취학 전까지 적어도 4차례 백신을 접종받았던 것으로 나타났다.[104]

분명, 이 대유행은 백신의 부족과 전혀 관련이 없다. 구소련의 붕괴로 과거의 연방국가들은 빈곤으로 고통을 받았다. 식량과 생활필수품의 공급조차 중단되었다. 많은 사람이 심한 스트레스를 겪던 시기였다. 그들은 여러 이유로 고통을 겪었고, 백신 부족은 그 중 하나에 끼지도 못했다.

예방접종에 대한 반대는 아주 최근의 일이다. 이는 100여 년 전에 어떤 질병이 있었는지도 모르는 사람들이 시작한 히피나 여피적 경향의 일종이다.

많은 사람이 예방접종에 대한 반대를 상대적으로 새로운 경향으로 여기고 있다. 그러나 이는 예방접종만큼이나 긴 역사를 가지고 있다. 『왕자와 농부 - 역사속의 천연두*Princes and Peasants - Smallpox in History*』라는 책에 나오는 아래 문단은[105] 약 100년 전 강제예방접종에 대한 저항이 어떻게 조직되고 격화되었는지를 잘 보여준다.

영국에서 예방접종법에 반대하는 가장 악명 높은 소굴 중 하나는 1855년 예방접종법에 반대하는 대규모 시위가 일어난 레스터였다. 시위기간 동안 영국 전역에서 모여든 2만여 명의 시위군중 앞에서 공개적으로 법령집이 불태워졌다.……1904년에는 브라질 정부가 강제예방접종법안을 통과시키자 법안에 반대하는 반예방접종운동이 시작되었고 결국 폭동으로 비화, 질서유지를 위해 군대를 동원해야 했다.

한 가지 기억해야 할 점은 이 사건이 텔레비전, 라디오, 전화, 팩스 등이 등장하기 전에 일어났다는 것이다.

Hib 예방접종이 도입된 이후, Hib 발병사례 보고가 현저히 줄어들었다.

Hib는 어떤 질병인가?

뇌막염인가? 아니다. 후두개염인가? 아니다. 패혈증이나 폐렴, 혹은 봉와직염蜂窩織炎[18], 관절염, 중이염, 골수염, 결막염, 아니면 호흡기 감염인가? 이도 아니다. 그러나 Hib는 때때로 이런 질환들로 나타난다.

그렇다면 도대체 어떤 질병인가? 이 백신은 무엇으로부터 아동을 보호하고자 하는가?

Hib는 단일 질병이 아니다. 이것은 헤모필루스 인플루엔자 B형Haemophilus Influenza type B이라는 세균의 일종이다. Hib는 실험실 검사에서 Hib균이 발견된 어떤 질병에도 적용할 수 있다. 위에 열거한 질환을 포함해서 수많은 질환들이 Hib가 될 수 있다.

그러나 모든 뇌막염이나 후두개염, 중이염 등이 모두 Hib 질환이라는 의미는 아니다. 그 중의 일부만이 해당된다. 환자의 가검물을 실험실로 보내서 Hib균이 발견될 때만 Hib 질환이 되고, 이외의 균이 발견되면 다른 이름이 붙여진다. 세균이 발견되지 않는 경우 역시 다른 이름이 붙여진다.

이처럼 Hib는 홍역이나 백일해, 소아마비 또는 기타 예방접종을 하는 질병과 다르다. 증상만으로 질병이 정의되지 않기 때문이다. Hib는 기본적으로 모든 증상을 동반한 특정 질병이 될 수도 있다. 전통적으로 백일해나 홍역 등의 질병이 거기서 나타나는 증상에 의해 정의되는 것과 달리, Hib는 오로지 실험

· · · · · ·
18 봉소염(蜂巢炎)이라고도 하며 피부 진피와 피하조직 내 세균감염으로 발생하는 화농성 염증질환이다. 악화될 경우 전신적인 발열과 통증을 동반한다.

실 검사를 통해서만 정의된다. 이것에 대한 임상적 정의는 없다.

그럼 '무엇이 문제냐'고 물을 수도 있다.

문제는 백신을 도입할 때의 얘기다. 백신을 도입할 때는 백신이 얼마나 효과적인가를 알 수 있어야 한다. 즉 '어떤 질병을 얼마나 예방할 수 있는가'를 판단할 수 있어야 한다. 홍역 백신은 홍역이라 부르는 질병(발열, 피부 발진 등이 나타나는)의 발생과 이로 인한 합병증 및 사망을 감소시키기 위해 도입되었다. 백일해 백신은 홍역과는 다른 증상을 가진, 다른 질병과 싸우기 위해 도입했다. 풍진 백신은 선천성 기형을 예방하기 위해 도입되었다. 소아마비 백신은 마비를 예방하기 위한 것이었다.

그렇다면 Hib 백신이 예방하고자 하는 것은 무엇인가? 백신이 주는 효과를 관찰하기 위한 대상 질병은 어떤 것인가?

실제로는 아무것도 없다. 관찰대상 질병이 없다. 근본적으로 우리는 Hib 백신이 어떤 질병을 감소시키는지 전혀 알지 못한다. 관찰하는 것이라곤 단지 앓고 있는 아이에게서 검출되는 Hib균의 발견 빈도뿐이다. 최근에는 실험실 검사에서 Hib 검출예가 거의 없다고 백신이 효과를 거뒀다고들 말한다.

이 백신을 도입하게 된 일차적 동기는 '침습성세균감염invasive bacterial infections'으로 알려진 질병과 싸우기 위해서였다. 그러나 백신이 이를 막을 수 있다는 근거는 어디에도 없다. 사실 면밀히 살펴본 적도 없다.

침습성세균감염에는 크게 세 가지 종류가 있다. Hib, 폐렴구균pneumococcus, 수막구균meningococcus에 의한 감염이 그것이다. 그런

데 흥미롭게도 Hib에 의한 침습성감염 사례가 감소하자 다른 두 세균에 의한 감염이 '증가'했다. 침습성세균감염 전체로 보면, 이 질병이 감소했다는 증거를 찾아볼 수가 없다.

호주에서는 1995년 수막구균성 질환의 보고가 1979년 이후 최고에 이르자, 보건당국이 침습성세균감염을 다시 조사하기 시작했다.106) 보다 최근에 《시드니모닝헤럴드_Sydney Morning Herald_》 (1997년 4월 24일자)는 수막구균성 질환이 심각하게 증가하자 의사들이 기존 방침을 철회하고 사례가 의심되는 경우 광범위하게 항생제를 투여하고 있다며 우려를 나타냈다. 기사의 내용은 다음과 같다.

> 호주에서는 매해 약 400명의 환자가 발생해 40명이 사망하고 있으며, 전문가들도 정확한 이유를 알지 못한 채 많은 선진국에서 발생률이 점차 증가하고 있다. 호주 뉴사우스웨일즈주에서만 보고된 사례가 1988년 18건에서 1993년 154건으로 급격히 증가했다.

이런 증가는 Hib 질환의 감소와 나란히 발생했다. 그렇다면, 질병이 얼마만큼 예방된 것인가?

핀란드의 한 연구팀은 1993년 이후 침습성 폐렴구균 질환이 증가하고 있다고 보고하면서, Hib 질환 감소와의 관련성을 다음과 같이 제시했다.107)

> ……연구결과 아동의 침습성 Hib 질환의 소멸에 이어 세균성 폐렴구균 감염이 증가한 것으로 나타났다. 아주 현격한 증가를

보인 건 아니었지만, 미국 필라델피아에서도 이와 유사한 사례가 보고된 바 있다.……침습성 폐렴구균 감염의 증가가 우연히 Hib 질환의 소멸과 연관되어 나타났는지에 대해서는 좀더 깊이 성찰해 봐야 한다.

후속 보고서[108]에서는 아이슬란드에서 발생한 침습성 폐렴구균 질환의 집단발생을 언급하며, "……이 역시 백신 프로그램을 통해 Hib 질환을 퇴치한 상황에서 발생했다. 따라서 Hib 억제 이후 폐렴구균성 질환이 급격히 증가한 또 다른 사례가 될 수 있다"고 했다.

세계보건기구WHO는 수막구균성 뇌막염(혈청군 B)이 최근 몇 년간 북미지역에서 뚜렷이 증가했다고 보고했다.[109]

이처럼 아이들을 '질병'으로부터 보호했다고 볼 만한 게 없다. 게다가 DPT 예방접종과 침습성 Hib 질환 사이에 어떤 연관성이 있는 것으로 보인다. 비에라 샤이브너Viera Scheibner 박사는 1940년대 초 이후 Hib 질환이 399%나 증가한 것과 관련해서 다음과 같은 의견을 제시했다.[110] "선진국들이 왜 지난 40년간 이런 침습성세균감염의 증가를 경험하게 되었을까?……이 기간 동안 가장 눈에 띄는 공통점은 역사적 기록을 통해서도 알 수 있는 바와 같이 광범위한 예방접종을 추진했다는 것이다."

간단히 말해 Hib 예방접종은 위에서 언급한 질병들(뇌막염 등)을 예방하기 위해 도입되었다. 그러나 질병을 얼마나 예방했는가라는 측면에서는 이 백신의 성공 여부를 알 수가 없다. 단지 실험실 검사에서 Hib 세균이 얼마나 발견되는가만 측정했으니 말이다. 일차적으로 뇌막염과 싸우기 위해 도입되었지만, 지금까지 뇌막염이 감소되었다는 어떤 보고도 찾아보기 어렵다.

헤모필루스 인플루엔자는 상기도上氣道[19]에 정상적으로 상주하는 세균의 일종으로, 어떤 다당질 피막polysaccharide capsule을 갖고 있느냐에 따라 다시 몇 가지 종류로 나뉜다.

피막의 항원성에 따라 'A'부터 'F'까지 6가지 항원형으로 분류되며, 이 중 B형(Hib)이 위에서 언급한 질병들을 일으키는 원인균의 하나로 여겨지고 있다. 그러나 건강한 아동의 약 5%에서 이 세균이 발견된다.

문제는 정말 질병 자체가 감소했느냐 하는 점이다. 비록 다른 미생물과 함께 발견되기는 하지만, 여전히 뇌막염, 관절염 등이 이전과 같은 비율로 발생하고 있다. Hib 예방접종으로 인해 질병이 감소했다는 보고서는 거의 찾아볼 수 없다.

사실 이는 예방접종 전반에 걸친 포괄적인 문제를 제기하고 있다. 예방접종은 지역사회의 질병 감소와 안녕 수준의 향상 정도로 평가되어야 하지 않을까?

우리는 그림 전체를 보고 있는 것일까?

원주민의 건강은 어떤가? 원주민은 감염성 질환에 더 취약하다. 그래서 그들에게는 백신이 필요할 것이다.

● ● ● ● ●
19 기도를 상, 하로 구분할 때 보통 비강에서, 식도와 만나는 인두(咽頭)까지를 일컫는다.

앞서 언급한 Hib 이야기를 이어가 보자. 1995년 4월 20일, 《위켄드 오스트레일리안Weekend Australian》지는 호주 보건당국자의 말을 빌려 벽지에 사는 원주민사회에서 "아마 지금까지 호주에서 유례를 찾아볼 수 없을 만큼 높은 비율로" 수막구균성 뇌막염이 발생하고 있다고 보도했다. 아래는 보도 내용이다.

벽지 원주민 거주지역에서 발생한 끔찍한 제3세계 질병인 뇌막염의 유행은 **바로 6개월 전 환자들 대부분에게 예방접종을 시행**한 보건당국을 당혹스럽게 만들고 있다.

실마리가 보이는가?

최근 호주의 연구자들이 원주민 아동 60명을 대상으로 '전부' Hib 예방접종을 시키곤 그 직후부터 조사연구를 실시했다. 1년 내 전체 60명의 아동이 '104차례의 폐렴'을 겪었다. 거의 아동 한 명당 2번의 폐렴을 겪은 셈이다! 연구자들은 비좁고 불량한 거주환경, 상수도 시설의 결여와 빈곤이 해결되지 않는 한 말문이 막힐 상황에서 벗어날 수 없다고 언급했다.[111]

……이 아동들에게 엄청난 양의 백신과 항생제를 주사하고 있다. 그럼에도 불구하고, 이들은 심리사회적 발달에 부정적 영향을 미칠 정도로 자주 입원치료를 받고 있다.

호주 원주민의 건강은 세계 어느 지역의 주민보다 나쁜 것으로 알려져 있다. 여타의 호주 시민들과 비교했을 때 입원율은

2~3배, 감염성 질환으로 인한 사망률은 15~18배에 이른다. 모든 연령군에서 다른 호주 시민보다 사망률이 높다. 중간 연령군(25~54세)의 사망률은 6~8배나 높다. 저체중아 출생은 2~3배고, 출생 시 사망률도 2~4배나 높다. 기대수명은 다른 호주 시민에 비해 대략 15~20년이나 짧다.[112]

퀸즐랜드주에서 원주민의 영유아사망률은 주州 평균보다 2.5배 높다. 만성호흡기질환, 폐렴, 당뇨로 인한 사망률은 주의 다른 주민들보다 각각 5배, 10배, 17배나 높다.[113]

벽지에 사는 이들은 심각할 정도로 건강상의 불이익을 견디고 있다. 또한 이들은 호주에서 가장 예방접종을 많이 받는 집단 중 하나로, 백신마다 거의 인구의 100%가 접종을 받고 있다. 그들은 생후 첫 6개월 동안 다른 호주 시민들보다 4회 이상 더 접종을 받는다(출생 당시에 두 번이나 주사를 맞는다!). 분명 예방접종은 그들을 보호해주지 못하고 있다. 뿐만 아니라 그들은 백인 구성원들보다 백신에 잘 견디지 못한다.

원주민 아동을 대상으로 대규모 사업을 해온 의사 아치 캘로케리노스Archie Kalokerinos는 백신으로 인한 끔찍한 부작용을 기록으로 남긴 바 있다. 그의 저서 『반쪽 아이들Every Second Child』은 예방접종 캠페인 후 곧바로 원주민 아동의 사망률이 50%에 육박했다는 사실을 알고 붙인 제목이다. 그는 자신이 진료하는 지역에서 감염과 영양부족 상태에 있는 아동에게는 예방접종을 피하고 적절한 영양을 공급해주는 방법으로 사망률을 거의 제로로 감소시켰다. 예방접종과 영양상태, 사망 사이에 밀접한 연관성이 있음이 입증되었고, 그의 업적은 세계적으로 그를 악명 높은 사람으로 만들어버렸다. 그러나 이런 사실조차 원주민 아동에게 예방접종을 하는 데 혈안이 돼있는 당국을 움직이진 못했다.

예방접종을 논할 때, 원주민 아동에게 쏠린 특별한 관심과 관련해 흥미로운 이야기가 하나 있다. 최근 나는 내가 일하는 곳 부근에서 병원 문을 연, 어느 의사의 초대를 받은 적이 있었다. 그 의사는 바로 그 즈음에 결핵 백신 공급계약을 체결했다고 말했다. 그는 자신이 민간의료기관으로서는 퀸즐랜드에서 처음으로 백신을 접종할 수 있게 된 의사라고 했다.

나는 원주민 단체에서 일하고 있는 관계로 초대를 받았다. 그는 원주민들이 결핵에 걸릴 수 있는 고위험군이기 때문에 원주민 사회에 접근하길 갈망한다고 했다. 특히 생후 6개월 이하의 원주민 아기들에게 접종을 하고 싶어 안달이었다. 내가 그 이유를 묻자, 아기들은 검사할 필요가 없기 때문이라고 대답했다. 다른 사람의 경우에는 이미 '면역성'을 획득했는지 확인하기 위해 먼저 검사부터 해야 하지만, 이 연령대의 아기들은 면역이 안 된 것으로 간주해도 된다는 것이었다. 그리고 심각한 부작용도 단 3%에 불과하다고 덧붙였다.

개원식에 간 나는 어느 흉부내과 전문의와 긴 이야기를 나누었다. 그 이전까지 유일하게 백신을 접종해 온 공공 의료기관에서 일하고 있는 의사였다. 그는 내게 아주 흥미로운 몇 가지 정보를 알려주었다. 백신으로는 감염을 막을 수 없다고 했다.

그는 백신의 질병방어 형태를 대라고 하면 그건 다소 불명확하지만, 질병이 심각한 상태로 진행되는 것은 막을 수 있는 것 같다고 했다. 나는 이 지역(퀸즐랜드의 선샤인코스트 해안지역)의 원주민 사회에서 얼마나 많은 결핵환자가 생길 것으로 예측하느냐고 물어보았다. 그는 원주민 10만 명당 약 10~15명 정도라고 답했다. 이곳 원주민이 대략 1,000명 정도니까, 그렇다면 10년 동안 1건 이상 발생하기도 어렵지 않느냐고 지적하자, 그는 그렇다고 했다.

이 이야기의 교훈은 무엇인가? 한 의사가 결핵 백신을 공급받기로 계약을 체결했다. 그는 향후 10년간 단 1명의 결핵 환자가 발생할 것을 예방하기 위해 원주민과 토레스 해협 인근의 섬 주민 1,000명에게 심각한 부작용 발생률 3%인(주민 중 30명이 심각한 부작용을 겪는다는 뜻이다) 백신을 접종하고 싶어 하는 셈이 된다. 게다가 백신이 감염 자체를 막진 못하고, 질병이 심각한 상태로 진행되는 걸 막을 수 있을 뿐인데도 말이다.

나는 이런 종류의 균형 잡힌 정보를 예방접종 대상이 되는 모든 사람이 알 수 있었으면 한다.

원주민이 엄청나게 겪는, 건강상의 불이익에 기여하는 요인은 수없이 많다. 그들의 실업률은 백인의 3배를 넘는다. 값싼 임대주택에서 사는 사람은 2.5배나 많다. 가구 중 7%가 집이 없다.[114] 감옥에 갈 가능성은 16배며, 경찰에 의해 구금될 가능성도 27배나 높다.[115] 15세 이상 인구 중 절반 이상이 정부의 보조금을 주요 수입원으로 삼고 있으며, 연간 수입이 1만2,000

달러 미만이다.[116) 1910~1970년 사이에 태어난 아이 중 약 10~33%가 정부에 의해 강제적으로 가족과 공동체를 벗어나 저승으로 떠나야 했다.[117)

이는 사회적으로 엄청난 불이익을 당하는 모습이다. 호주 원주민들은 200년 동안이나 그들의 문화유산과 존엄성이 파괴되는 것을 견디려 노력해 왔다. 이는 200년간 이어진 또 다른 방식의 생존투쟁이었다.

건강의 주요 결정 요인이 일자리와 교육, 주거의 영역 속에 자리하고 있다는 것은 널리 알려진 사실이다. 원주민의 건강에 있어서 이처럼 두드러진 불평등이 논의되지 않고서는 의미 있는 성과란 전혀 기대하기 어렵다.

최근 퀸즐랜드 보건당국은 다음과 같은 보고서를 내놨다.

원주민과 토레스 해협 인근 섬 주민들 모두에게서 임신성당뇨(임신기간 중 발생하는 당뇨)가 높은 비율로 발생하고 있다. 잠정 집계한 수치를 보면, 원주민 임산부의 임신성당뇨 발생률은 퀸즐랜드주의 2배 이상이고, 토레스 해협 섬 주민 임산부는 3배가 넘는다. 이렇게 높은 수치는 엄마와 아기 모두의 건강에 장기적인 영향을 미친다. 벽지에서는 신선한 과일과 야채를 구하기 어렵고, 상대적으로 수입이 낮은 사람들은 돈이 없어 이런 걸 구하는 데 제약을 받는다.

예방접종 캠페인은 귀중한 건강기금을 백신 제조업자들에게 넘겨주고 만다. 아마 이 기금의 일부는 필요한 음식물을 보다 많이 제공하는 데 사용할 수 있을 것이다. 공중보건상의 새로운 질서를 통해 이 문제가 해결되기를 바란다. 이 사람들은 백신이 없어서 고통 받는 게 아니다. 백신은 오히려 그들의 고통을 가중시키는지도 모른다.

유아돌연사

예방접종과 유아돌연사 사이에는 어떤 연관성이 있을까?

「책머리에」에서 언급했던 것처럼, 이는 의학적 문제가 아니라 정치적 문제다. 예방접종이 유아돌연사에 기여하는 요인이 될 수도 있다는 단순한 의견이나 의심만으로도 예방접종 사업은 심각한 타격을 받을 수 있다. 때문에 이와 관련된 어떤 의견이라도 곧바로 격렬한 저항에 직면하게 된다.

예를 하나 들어보자. 예방접종에 관해 수많은 세미나를 열어온 이언 싱클레어Ian Sinclair는 강의 도중 줄곧 이런 식의 질문을 던진다. 그러면 청중은 종종 다음과 같은 반응을 보인다.

한 번 생각해봅시다.……가령 당신에게 아주 건강하고 사랑스러운 생후 5개월 된 사내아이가 있는데, 의사에게 DPT 주사를 맞고 난 직후부터 심하게 울다가 경련을 일으킨 후 3시간 만에 사망했다고 합시다. 그런 경우, 여러분은 백신이 아이의 죽음과 관계가 있다고 생각하십니까? [대개 사람들은 하나같이 고개를 흔든다.]

자, 그럼 **또 다른 경우에 대해 생각해봅시다**. 이번에는 자녀가 하나가 아니라 **2명**의 쌍둥이 사내아이인데, 역시 DPT 주사를 맞고 **3시간 만에 둘 다 사망**했다면, 백신이 아이들의 죽음과 관계가 있다고 생각하십니까? [이구동성으로 "물론이죠"라고 답한다.]

실제 이 같은 일이 1985년 영국의 한 어머니에게 일어났다. 건강하던 쌍둥이 사내아이 둘이 DPT 접종 후 3시간 만에 모두 사망했다. 이 사실이 대중매체를 통해 알려졌다. 그러나 뚜렷한 연관성을 흐리기 위한 노력의 일환으로 한 의학저널에는 「예방접종과 유아돌연사 조망*Vaccination and cot death in perspective*」이라는 제목의 기사가 실렸다.[118] 그 기사를 쓴 사람은 통계적으로 영국에서는 매년 9명의 유아가 예방접종 후 24시간 내에 유아돌연사로 사망할 가능성이 있다고 했다. 그리고 이 사건 역시 **우연의 일치**라고 결론지었다!

이 기사를 쓴 사람이 백신공급사인 웰컴조사연구소Wellcome Research Laboratories의 고용인이라는 사실은 그다지 놀라운 일이 아닐 수도 있다.

이 문제가 처음으로 공식화된 것은 1970년대 후반 미국 테네시주 보건당국이 특정 DPT 백신을 접종한 후 비정상적으로 사망률이 높았다는 발표를 하면서였다. 이 백신과 사망 사이의 관련성이 너무도 명백했다. 미 공중위생국Surgeon-General은 즉각 그 백신을 회수하도록 지시했다. 그러나 검사결과 그 백신은 정상이었다. 다시 말해, **사망을 초래하는 정상 백신**이었던 것이다.

연관성을 논한 게 틀렸다는 사실을 입증하겠다고 전문가들이 곧바로 작업에 착수했다. 비록 세 편의 연구가 연관성이 있다고 발표되긴 했어도, 또 다른 네 편의 연구는 그렇지 않다는 점을 보여준다고 했다. 심지어 예방접종이 유아돌연사를 예방한다고 결론지은 연구도 한 편 있었다. 관련된 모든 연구가 여러 가지 이유로 상당한 비판을 받아야 했다.

유아돌연사의 대부분은 생후 2, 4, 6개월경에 발생한다. 이 시기는 DPT 접종시점과 일치한다. 백신의 옹호자들은 이것이 단지 우연의 일치일 뿐이라고 주장한다.

한 가지 흥미로운 사실은 세계에서 유아돌연사율이 가장 낮은 나라가 1975년 영유아에 대한 백일해 예방접종을 중단한 일본이라는 점이다. 세계에서 두 번째로 낮은 나라는 스웨덴으로 1979년에 백일해 예방접종을 중단했다(최근에 두 나라 모두 백일해 예방접종을 다시 시작했지만, 이 백신은 우리가 사용하는 것과 완전히 다르다). 반면 강제예방접종법을 가지고 있는 미국의 경우는 선진국 중에서 꾸준히 유아돌연사율이 가장 높은 나라의 하나로 기록되고 있다.

논쟁이 시작된 지 10년도 채 지나지 않아, 뜻밖에 참신한 연구자 한 사람이 이 상황을 흔들어놓았다. 호주 과학자 비에라 샤이브너Viera Scheibner 박사는 생의학엔지니어인 레이프 칼슨Leif Karlsson(후에 박사의 남편이 되었다)이 컴퓨터 프로그램으로 개발한 호흡모니터를 이용하여 아동의 호흡 양상을 연구하고 있었다. 자신이 어떤 논쟁에 발을 들여놓았는지도 전혀 모른 채, 샤이브너는 DPT 예방접종과 유아의 스트레스성 호흡 사이에는 유의미한 상관관계가 있다고 보고했다.

샤이브너 박사는 제2차 면역회의Immunization Conference에서 연구결과를 발표했다. 그러나 박사는 이를 철저히 규명하고 말겠다는 정부 측의 거대한 저항을 경험하게 되었다. 다행히 그는 훌륭한 인품을 지닌 여성이었기에 자신이 직접 그 문제를 파악해보기로 결정했다. 이 주제와 관련된 의학문헌을 샅샅이 찾아 정리하는 데만 몇 년을 보내야 했다. 연구결과를 한 권의 책으로 묶은 것이 바로 『예방접종 - 면역계에 대한 의학적 폭력 Vaccination - the Medical Assault on the Immune System』이라는 제목의 책이다.

현재 박사는 전 세계를 돌면서 이 문제에 관한 강의를 하고 있다. 예방접종, 특히 유아돌연사와 관계되는 의학문헌을 철저히 고찰했기 때문에 나는 모든 부모들에게 박사의 책을 추천하고 있다.

그러나 이런 연관성에 대한 어떤 가능성도 철저히 부정하는 전문가들이 있다. 그중 제임스 체리James Cherry라는 의사가 아마 가장 많은 논쟁을 야기하고, 중요하게 인용되는 사람일 것이다. 그는 증가한 유아돌연사의 위험성과 DPT 간의 어떤 연관성도 단호히 부정한다. 아래의 내용은 『눈 감고 놓는 주사A shot in the

144

Dark』라는 책에서 발췌한 내용[119]으로, 제임스 체리가 일반인이 갖는 의문에 어떠한 답을 내놓는지 자세히 보여주고 있다.

그는 미국에서 가장 영향력 있는 백신정책입안자 중 한 사람이며, 1980년대 초부터 백신 제조사와 금전적 관계를 맺어왔다. 또한 미 식품의약국FDA의 기금으로 수행된 1978년 UCLA의 백일해 백신 이익/위험성 연구의 책임연구자였으며, 이후 《레드 북*Red Book*》 위원회[20]의 공동편집자라는 직함을 얻게 되었다.……지난 10년간, 체리는 백신으로 인해 자녀가 손상을 입은 부모들로부터 고소를 당한 제조업자/피고들을 위해 125~150건의 소송에서 증언을 했다. 1988년, 체리는 이런 일을 통해 연간 5만 달러를 벌어들인다고 인정했다. 게다가 UCLA의 기부금에서 40만 달러를 받아, 이중 대부분을 사적 연구비와 일반경비, 급여로 전용했다. UCLA의 체리 박사 소속 학과 역시 그가 레델연구소Lederle Laboratories의 "선물"이라고 할 만큼 무제한 사용할 수 있던 기금 중에서 45만 달러를 받았다. 체리는 레델연구소의 편집위원이며, 여러 제약회사(와이어스, 커노트, 커노트 캐나다, 파크 데이비스, 머렐 다우, 버로스-웰컴)로부터 돈을 받고 자문을 해주었다.
체리는 《미의학협회지*JAMA, Journal of the American Medical Association*》의

· · · · ·

20 《레드 북》은 미국 소아과 학회(AAP, American Academy of Pediatrics)에서 발간하는 전염병 관련 보고서로 소아과 학회의 전염병 위원회에서 작성한다. 1938년 8쪽짜리 소책자로 발간된 『*Immunization Procedures*』가 《레드 북》의 시작이었다. 초기에는 거의 매년 제목을 달리하며 간행되다가 현재는 발간 색 표지로 장정된 《레드 북》이라는 상징적인 제목 하에 공식적으로 '전염병 위원회 보고서(Report of the Committee on Infectious Diseases)'라는 부제를 달고 있다. 이 학회는 내부에 전염병 위원회, 영양 위원회 등의 소위원회를 두고 있는데, 레드북 위원회란 곧 전염병 위원회를 의미한다.

동료감수자peer reviewer다. 이는 협회지에 연구결과를 발표하고자 하는 백신 연구자들의 제출 논문을 그가 심사한다는 걸 의미한다. 동료감수자로서 그는 미의학협회지에 실을 논문의 게재 여부를 결정하는 막강한 위치에 있다. 또한 1980년대 후반 미국 내 여러 의학저널을 통해 백일해 백신은 뇌손상이나 사망을 유발할 가능성이 희박하다고 강력 주장한 연구논문과 논설을 발표한 공동저자이기도 했다.

1990년 3월, 체리는 백일해 예방접종의 금기사항을 시급히 개정하고, 의무적인 예방접종으로 인해 피해를 입거나 사망한 아동들을 위한 연방예방접종피해보상제도를 폐지해야 한다는 주장을 담은 논설을 미의학협회지에 실었다. 그는 백일해 백신으로 인한 뇌질환encephalopathy을 "터무니없는 주장"이라고 하면서 "선정적인 언론, 자녀의 질병과 사망을 백일해 백신 탓으로 돌리려는 부모들의 집단조직, 그리고 피해보상전문 변호사들의 파괴적인 영향력"이 지속되고 있는 상황이라며 이를 맹비난했다.

제임스 체리는 한 인간에 불과하다. 물론 어떤 사람은 그와 제약회사 간의 금전적 관계가 그의 의견에 얼마만큼이나 영향을 끼쳤는지 알고 싶을 것이다. 백신 제조업체들과 금전적 관계로 얽혀 업체를 대변하는 또 다른 사람들도 있다. 그렇다면, 이들의 의견이 예방접종과 유아돌연사와 관련된 정치적 문제를 논의하는 사람들에게는 얼마만한 영향을 미쳤는지 훨씬 더 궁금해질 수밖에 없다.

천연두, 예방접종의 역사[120]

오늘날 천연두 예방접종에 관심을 갖는 사람은 거의 없겠지만, 천연두 예방접종의 역사를 살펴보면 일반 출판물에서는 거의 다루어지지 않았던 아주 흥미로운 점들이 드러난다. 또한, 오늘날 사용되는 모든 백신이 천연두 백신의 '성공'에 힘입은 바가 크다는 것을 생각해볼 때 더욱 흥미롭다.

'예방접종vaccination'이라는 용어는 '소'를 뜻하는 라틴어 '바카vacca'에서 유래했다. 천연두로부터 생명을 보호하기 위한 노력의 일환으로 우두에 걸린 소의 분비물을 사람에게 접종하는 것에서 기원한 용어다. 그 이후 이 용어가 질병에 대한 면역을 얻고자 시행하는 모든 형태의 접종 시술을 설명하는 데 사용되고 있다.

예방접종은 1796년 에드워드 제너Edward Jenner라는 영국인 의사가 시작했지만, 천연두에 대한 접종시술은 제너 시대 이전부터 시행되었다. 중국(900년), 덴마크(1673년), 프랑스(1712년), 독일(1724년), 이탈리아(1754년), 영국(1714년), 터키(1755년), 미국(1721년) 등에서 천연두 접종을 했다는 역사기록이 남아있다. 최초의 천연두 접종시술은 기원전 1500년경, 『아유르베다*Ayur-Veda*』[21]의 창시자이자 최초의 힌두 의사로 알려진 단완타리Dhanwantari가 행한 것으로 기록되어 있다. 예방접종을 도입한 제너가 살던 시대의 영국에서도 이미 천연두 접종이 이루어지고 있었다.

이보다 앞선 시기에는 천연두 환자의 고름이나 기타 분비물을 접종했다. 오래 전부터 사람들은 천연두를 앓은 사람이 다시 천연두에 걸리는 법은 거의 없다는 사실을 인식하고 있었다. 때문에 건강한 사람이 가볍게 앓고 면역되기를 바라는 마음에서 이와 같은 시술을 했다. 누구나 짐작하겠지만, 이는 위험한 시술이었고 대중적인 저항에 직면할 수밖에 없었다(영국에서는 그 위험성으로 인해 1840년 의회가 법을 만들어 접종을 금지시켰다).

이 모든 상황을 바꾸어 놓은 사람이 에드워드 제너였다. 그는 천연두보다는 덜 위험한 어떤 것을 이용해서 접종을 해봐야겠다고 결심을 한다. 우두와 돈두(돼지 수두)를 가지고 실험을

• • • • •
21 고대인도 브라만교의 경전인 『베다 *Veda*』 중에서도 의학에 관한 내용을 담고 있는 경전이다. 『베다』는 네 가지로 구성되는데 『리그베다』, 『사마베다』, 『야주르베다』, 『아타르바베다』가 그것이다. 『아유르베다』는 주로 전통의학을 다룬 문헌으로 『리그베다』에 딸려 있다.

한 결과 우두가 이상적인 선택이라는 결론을 얻게 된다.

우두의 상처는 천연두의 상처와 비슷했고, 목장에서 우유를 짜는 여자들은 우두에 걸려 천연두에는 면역이 된다는 이야기가 민간에 떠돌고 있었다. 우두는 두려운 질병이 아니었기 때문에 우두에 걸린 소의 고름은 명백히 시장성이 있는 선택으로 여겨졌다.

또한 이보다 20년이나 앞선 시점에서 우두로 가족들에게 성공적인 예방접종을 했다고 주장한 농부 벤저민 제스티Benjamin Jesty의 조언도 한몫을 했다.

실험

1796년 제너는 우두에 걸린 목장 여자의 고름을 채취하여 8살 된 제임스 핍스James Phipps라는 소년에게 접종했다. 얼마 후, 그는 천연두에 걸린 환자의 고름도 소년에게 접종해보았다. 소년이 천연두에 별다른 반응을 보이지 않자, 제너는 소년이 "천연두에 면역이 되었다"고 단언했다.

이때부터 예방접종이라는 기계의 바퀴가 서서히 굴러가기 시작했다. 제너의 실험은 위대한 발견으로 알려졌고, 의료산업계는 많은 사람에게 우두를 접종하는 길을 모색하기 시작했다. 10년도 채 안 돼 백신이 세계 각국으로 퍼져나갔다. 오늘날 백신은 냉장 컨테이너에 담겨 수송되지만, 그 당시에는 고아들에 의해 이송되고, 이들의 팔에서 팔로 전달되었다.

결핵

제임스 핍스는 그 이후에도 여러 차례 접종을 받았고, 20살에 결핵으로 사망했다. 또 다른 주요 실험 대상이었던 제너의 아들은 1791년 돈두 고름을 접종받았고, 1798년에 또 한번 접종을 받았다. 그 역시 결핵으로 21살에 사망했다.

결핵(소모성질환이라고도 해왔다)이 오래전부터 예방접종과 관련이 있었다는 사실을 알게 되면 위의 두 사례가 어느 정도 이해될 것이다.

《뉴욕메디컬타임스New York Medical Times》의 편집자이자 미국 의과대학 병리학 교수인 알렉산더 와일더Alexander Wilder 박사는 이런 말을 했다.

예방접종 후에 폐결핵이 발생하는 것은 원인에 따라 결과가 나타나는 것처럼 확실하다.

우두접종은 모범적인 시술로 여겨져 천연두접종을 대신하게 되었고, 1840년(제너가 실험을 한 지 44년 후) 영국 의회는 천연두 접종을 금지하고, 아동에게 무료로 우두접종을 실시하는 법안을 통과시켰다.

얼마나 성공적인가?

호주 과학자인 구스타브 노잘 경Sir Gustav Nossal은 예방접종과 관련된 정책을 이끌어온 사람 가운데 한 사람으로서 1978년 〈보이어 렉처스Boyer Lectures〉**22**에 출연하여 다음과 같이 말했다.

무엇보다도 과학적 의료는 인간의 질병 하나를 완전히 박멸시켰습니다.

한때 주요 사망원인 중 하나였던 천연두가 실제적으로 사라졌다고는 하나, 흥미롭게도 다른 질환들 역시 **백신의 도움 없이** 비슷한 양상을 보였다. 대표적으로 흑사병, 발진티푸스, 콜레라, 성홍열, 장티푸스 등이 여기에 해당된다(2장 참조). 정말 천연두가 사라지는 데 예방접종이 기여했을까?

영국

런던 등록청General Register이 설치(1836년)되기 이전의 통계가 부정확하기로 악명이 높긴 해도, 대개 19세기 이전에는 천연두가 주요 질병으로 간주되었다.

그러다가 19세기 초 예방접종이 도입되었는데, 그때는 이미

---

22 호주의 라디오 방송 프로그램이다.

이 질병이 감소하고 있었다. 그러나 예방접종이 시작된 후 약 40년이 지나자(1837~38년) 잉글랜드와 웨일즈 지방에서는 심각하게 천연두가 창궐했다. 그 결과 22,079명이 사망했다. 이를 지켜본 헨리 홀랜드 경Sir Henry Holland은 이듬해 예방접종 폐지를 요청하며 이런 말을 했다.

진실이 말해주는 것은 예방접종으로 천연두를 예방할 수 있다는 성급한 기대가 실현되지 않았다는 사실입니다.

역사상 최악의 대유행

1853년 의료계는 예방접종**의무법**을 제정하도록 정부를 설득했다. 이후 14년간 3차례에 걸쳐 심각한 유행이 발생했으며, 1867년에는 새로운 예방접종의무법안이 통과되어 보다 엄격하게 적용되었다. 이후 1870~72년 사이 영국의 기록 역사상 최악의 천연두 창궐이 발생하여 44,840명이 사망했다. 추밀원Privy Council[23]의 수석의무관 존 사이먼 경Sir John Simon이 1867년 당시의 예방접종법에 대한 조사를 맡았던 특별위원회 앞에서 1871년

• • • • • •
23 국왕의 자문기관으로 영국 역사에서 한때 강력한 권한을 행사하며 막강한 지위를 누렸으나, 17세기 중반 이후 국왕이 정치적 결정에 책임을 지지 않게 됨으로써 유명무실화되어 형식적 기관으로 전락했다. 위원은 정치, 사법, 종교계의 전·현직 고관들로 구성되며, 때로 과학계나 문학계의 유명인사가 포함되기도 한다. 한편 추밀원 의장은 과거 국왕의 권한에서 연유한 교육 및 연구, 문학, 과학 및 예술 등을 진흥시키는 역할을 맡는다.

에 행한 증언에 따르면, **이 같은 대유행이 2세 이상, 50세 이하의 인구 중 97.5%가 예방접종을 받았거나 이전에 천연두를 앓았던 상황에서 발생했다!**

세계적으로 유명한 통계학자이자 의학박사로 런던 등록청의 통계자료집 편찬자이기도 했던 윌리엄 파_{William Farr} 박사가 보고서를 통해 한 말을 살펴보자.

예방접종이 도입된 뒤 오히려 천연두로 인한 사망률은 최고에 이르렀다.

1850년에서 1869년 사이 연평균 (천연두)사망률은 인구 1만 명당 2.04명이었으나, 법률제정을 통해 예방접종을 확대하고자 최선의 노력을 다한 이후인 1871년에는 10.24명, 1872년에는 8.3명이었다.

런던시청의 서기관 토머스 챔버스 경_{Sir Thomas Chambers}은 이렇게 말했다.

피카딜리의 세인트 제임스 교구에 있는 천연두전문병원에 입원한 155명의 환자 중 145명이 예방접종을 받은 것으로 나타났다.

또 1871년 하이게이트병원의 마슨 보고서에는 이런 내용이 나온다.

천연두 환자 950명 중 870명(약 90%)이 예방접종을 받았다.

어쨌든 분명한 것은 예방접종이 이 위기 기간 내내 어떠한 예방효과도 발휘하지 못했다는 점이다.

그러나 대유행에 이어 영국에서는 공중보건학에 이정표가 될 만한 사건이 일어났다. 1875년 위생개혁공중보건법Public Health Act for Sanitary Reform의 제정과 철도운송시스템의 도입(이로 인해 인구밀집지역에 신선한 과일과 채소의 공급이 늘어날 수 있었다)이 그것이었다. 이는 영국인의 생활환경에 새로운 시대가 열렸다는 것을 의미했다. 이는 천연두와 같은 질병을 억제하기 위해서는 환경개혁이 필요하다고 설파해 온 공중위생학자들의 수십 년에 걸친 지난한 노력의 결실이었다.

이보다 앞서 공중위생학자들의 활동이 가져온 결과는 19세기 중엽, 중앙과 지방에 보건국을 설치하게 만든 일이었다. 아래에 소개할 네 사람은 1800년대 영국공중보건에 있어 대표적 인물들이다.

중앙 보건국의 초대 의무관은 위에서 언급한 존 사이먼 경으로 1858~1872년까지 재직했다. 그에 앞서 추밀원 수석의무관은 에드윈 채드윅Edwin Chadwick이었다. 역시 위에서 소개한 윌리엄 파는 1836년에 설립된 등록청의 초대 통계자료집 편찬자로 1870~1871년의 천연두 창궐 이후에도 그 자리에서 일했다. 그는 영국의학협회British Medical Association의 명예회원으로 1880년 공로상을 수상하기도 했다. 또한 공중보건 분야에선 국제적으로 인정받는 권위자이기도 했다. 윌리엄 파와 긴밀하게 협력했던 플로렌스 나이팅게일Florence Nightingale 역시 공중보건 분야의 국제적 권위자가 된 사람이다. 이상 4명의 인물은 천연두와 기타 여러 질병의 예방에 대해 많은 글을 쓰고 연설을 했으며, 그들의 **관심사는 항상 영양과 위생개혁에 맞추어져 있었다.**

현대의 우리들은 대개 예방접종 덕분에 천연두가 사라진 것으로 믿게끔 사고가 길들여져 있다. 그러나 많은 연구자들이 천연두를 비롯하여 여러 감염성 질환의 발생 여부는 예방접종이 아니라 사회발전과 그 사회의 위생 및 영양상태의 개선과 관련이 있으며, 질병이 감소한 진짜 이유도 거기에 있다고 지적해 왔다. 통계적으로 볼 때, 천연두의 소멸은 예방접종의 시행과 전혀 맞아떨어지질 않는다. 오히려 생활수준의 향상과 직접적인 연관성을 보인다.

록펠러연구소의 르네 뒤보스Rene J. Dubos 박사는 《타임Time》지를 통해 이렇게 썼다(1959년 4월 6일자).

감염성 질환의 퇴치에 있어 현대과학의 역할이 지나치게 부풀려져 있다. 가장 끔찍한 질병으로 알려진 나병, 흑사병, 발진티푸스 전부가 이에 맞서기 위한 혈청이나 백신, 약물이 개발되기 이전에 이미 유럽에서 거의 사라졌었다.

토머스 매코원Thomas McKeown 교수는 자신의 저서『의학의 역할 The Role of Medicine』(1977)에서 다음과 같이 밝혔다.

……영양과 위생의 향상을 배제한 의학적 처치만의 효과에 대해서는 의문의 여지가 있지만, 의학적 처치를 배제한 영양과

위생의 향상으로 인한 효과에 대해서는 의문의 여지가 없다. 지난 두 세기 동안의 경험은 의학적 개입 없이도 감염성 질병으로 인한 사망이 아주 미미한 수준으로까지 떨어진 사실을 알게 해준다. 특히 어떤 감염성 질병의 경우, 그처럼 빠르게 감소하지 않았더라면, 사실 우리에겐 사망자수를 지속적으로 감소시킬 수 있는 의학적 수단이 없었다는 점을 일깨워준다.

또한 이렇게 언급하기도 했다.

시기와 중요도 면에서 볼 때, 영양상태의 향상이 끼친 영향에 버금가는 것이 바로 19세기 중반부터 점차 조짐을 보인 위생상태의 개선이었다.……이때부터는 사망원인이 기록되었기 때문에 시기적으로 1870년 무렵부터 잉글랜드와 웨일즈 지방에서 그런 향상을 뒷받침해줄 수 있는 근거가 마련되었다. 다른 나라의 경우는 대부분 이보다 다소 늦게 이루어졌다.

잉글랜드와 웨일즈 지방에서 천연두가 사라지기 시작한 것은 1870년대 초쯤이었다.

1898년에는 또 다시 새로운 예방접종법이 통과되었다. 그러나 이는 강제적인 예방접종에 반대해 온 사람들의 승리였다. 처음으로 양심 조항이 포함되었기 때문이다. 의무적 예방접종에 반대하는 사람들에게 처음 길이 열렸던 셈이다. 그 후 무조건 예방접종을 받는 일은 줄어들었다. 이와 함께 천연두도 서서히 감소하여 소멸되었다.

더 이상의 대유행은 없었다. 이것이 영국에서 시행된 예방접종의 결과다. 여기서 한 가지 아주 흥미로운 의문이 생긴다. 예방접종률이 감소했는데, 왜 질병이 증가하지 않았을까?

아래의 표는 1871년에 발생한 대재앙 이후 영국에서 천연두 예방접종률이 어떻게 감소했으며, 그 결과 사망률은 또 어떻게 감소했는지를 잘 보여준다.

예방접종률 저하 후 잉글랜드와 웨일즈 지방에서의 천연두 사망자수 감소 추이

기 간	신생아 예방접종률(%)	천연두 사망자수
1872~1881년	96.5	3,708.3
1882~1891년	82.1	933.0
1892~1901년	67.9	436.5
1902~1911년	67.6	395.3
1912~1921년	42.3	12.2
1922~1931년	43.1	25.0
1932~1941년	39.9	1.4

허버트 셸턴Herbert Shelton 박사는 자신의 저서 『백신과 혈청의 해악Vaccine and Serum Evils』에서 이렇게 묻고 있다.

쇠퇴해간 사업이 어떻게 천연두를 박멸시킬 수 있겠는가?

보다 훌륭한 증거들

허버트 스펜서Herbert Spencer는 『사실과 비평Facts and Comments』이라는 자신의 책에 다음과 같이 썼다.

1880년에 발간된 의회보고서(No. 392)에 의하면……어떤 원인으로 사망했는지를 불문하고 영유아 사망자수(신생아 100만 명당)는 6,600명의 감소를 보였다.

얼핏 긍정적인 일로 들린다. 이어 그는 이렇게 말하고 있다.

……반면 직접 전염되었거나 예방접종으로 인해 악화된 경우를 막론하고 8가지 특정 질병으로 인한 연간 사망자수는 신생아 100만 명당 20,524명에서 41,353명으로 2배 이상 증가했다. 천연두로부터 목숨을 구한 사람보다 여타의 질병 때문에 사망한 사람의 수가 훨씬 더 많은 게 분명하다.

그러나 이런 끔찍한 결과가 영국에 한정되었던 것은 아니다.

일본

일본에서는 1872년에 예방접종의무법을 통과시켰다. 그러나 천연두가 지속적으로 나라 전체를 황폐화시켰기 때문에

1885년에는 7년마다 재접종을 하도록 하는 또 다른 법안을 통과시켰다. 이에 따라 2,500만 명 이상이 예방접종을 받고 7년이 흐른 뒤에는 재접종까지 받게 되었다. 하지만 재접종까지 받았는데도(어쩌면 이 때문인지도 모른다) 156,175명의 천연두 환자가 발생 38,979명이 사망했다. 다음해인 1893년에는 41,898명의 환자가 발생했고 11,852명이 사망했다.

이에 대한 대책으로 일본 의회는 5년마다 재접종을 받도록 법을 뜯어고쳤다. 결국 1898~1908년 사이 171,611명의 환자가 발생했고, 이중 47,919명이 사망했다. 치사율이 거의 30%에 육박했다!

이탈리아

1989년 7월 22일자 《뉴욕의학저널New York Medical Journal》에는 페루자대학 의대교수인 차스 라우타Chas Rauta 박사가 쓴 「이탈리아의 예방접종Vaccination in Italy」이라는 제목의 기사가 실렸다. 그가 언급한 내용이다.

세계 1위는 아니겠지만, 이탈리아는 세계에서 가장 예방접종을 많이 하는 나라 중 하나로, 이는 수치로도 입증이 된다.……1885년 이전의 20년간 98.5%라는 비율로 모든 국민이 예방접종을 받았다. 그럼에도 불구하고 예방접종이 발명되기 이전, 아무것도 없던 시절에 너무나 끔찍스럽게 겪어 온 것과 거의 같은 수준으로 천연두가 만연했다.……1887년 한 해 동안 16,249명이 천연두로 사망했고, 1888년에는 18,110명, 1889년에는 13,413명이 사망했다.

필리핀

필리핀에서는 미군이 주둔하면서 예방접종이 강제로 시행되었다. 그러나 1918~1919년 사이 격심하게 천연두가 창궐하여 147,187명의 환자가 발생해 63,973명이 사망했다. 1920년도 필리핀 보건부 보고서에는 다음과 같이 기술되어 있다.

마닐라에서 실질적으로 천연두가 박멸된 시점부터 가장 심각한 형태의 유행이 발생한 1918년까지(약 9년간), 매년 수도 셀 수 없을 만큼 무수한 사람들이 예방접종을 받았지만, 가장 불행한 결과를 초래한 1918년의 유행은 향후 전염병을 예방하는 데 있어 고전적인 예방접종이 완전히 실패할 것이라는 사실을 명확히 보여준다.

인도

영국의 지배를 받는 동안 영국의 예방접종의무법이 적용되었고, 1929년 국제연맹League of Nations의 보건기구Health Organization는 인도를 일러 "오늘날 천연두 발생의 세계 최대 중심지"라고 했다.

위에 언급한 내용들은 천연두 예방접종이 불러 온 재앙의 일례에 불과하다. 다른 나라에 대한 보다 자세한 내용과 정보를 원하는 경우에는 엘리너 맥빈Eleanor McBean 박사가 쓴 『독침The Poisoned Needle』을 참고하기 바란다.

> 권위는 판사를 취하게 해 주정뱅이로 만들 뿐이다.
> 권위의 술기운이 뇌에 스며들어,
> 경솔하고 오만하고 어리석게 만든다.

새뮤얼 버틀러Samuel Butler(1612~1680)
영국의 풍자시인, 「휴디브래스Hudibras」의 저자

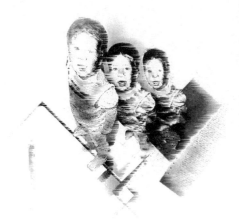

호주에서는 부모가 자녀에게 예방접종을 시킬 것인지 말 것인지 선택할 수 있는 자유가 있다. 학교나 어떤 기관, 군대 이외의 직장에 들어가는 데 반드시 예방접종을 받을 것을 요구하는 법률은 없다. 사실 그런 법이 만들어질 것 같지도 않다. 호주의 헌법은 징병제 같은 강제적인 제도를 도입하지 않는 범위 내에서 의회가 의료서비스에 대한 법률을 제정할 수 있도록 권한을 부여하고 있다(제51조 23a항).

일부 보육기관들이 예방접종을 받지 않은 아동은 수용하지 않는 정책을 채택하고 있지만, 상대적으로 드문 편이다. 그런 정책을 채택한 대표적 기관이 퀸즐랜드주 마루키도르Maroochydore 지방의회로, 이 의회는 여러 센터와 가족단위 데이케어24시설

. . . . .
24 낮 동안 전문가들이 육아나 노인복지 서비스를 제공하는 형태를 말한다.

을 운영하고 있다. 이 시설들은 예방접종 증명서를 제출하지 않으면 어떤 아동도 수용하지 않는다. 그들 정책이 어떤 철학적, 종교적 목적을 가지고 있는지는 알 수가 없다. 유일하게 인정되는 예외는 의학적인 이유로 아동이 예방접종을 받을 수 없다는 의사의 진단이 있는 경우다. 기본적으로 자녀에게 예방접종을 시키지 않기로 '선택'한 부모들은 절대 이 시설의 서비스를 이용할 수 없다.

정책이라는 것이 법률처럼 합헌성 여부를 따지지는 않기 때문에 이런 '정책'에 대해 어떤 법적조치를 취하기는 어렵다. 위헌적 요소가 있다 하더라도 누군가 그 '정책'이 현행 '법률'에 위배된다는 것을 증명할 때까지는 자유롭게 빠져나갈 수 있다. 뉴사우스웨일즈주에서는 공중보건법을 개정하여 예방접종 때문에 사람을 차별하는 것을 불법으로 규정하고 있다. 그러나 퀸즐랜드에는 이런 보호적 기능을 하는 법률이 없다. 나는 '인권 및 평등기회 위원회HREOC, Human Rights and Equal Opportunity Commission'(인권위원회)를 통해 마루키도르 의회에 대한 이의를 제기했고, 장애우차별금지법Disability Discrimination Act에 위배된다고 주장했다. 이 문제를 형식에 얽매이지 않고 해결하고자 노력한 지 2년 반 만인 1996년 7월, 마루키도르 법정에서 청문회가 열리게 되었다.

나는 이 책의 제2부를 내가 치른 전쟁을 기술하는 데 할애하기로 했다.

CHAPTER 8

Vaccination
A Parent's Dilemma

진정

마루키도르 지방의회는 퀸즐랜드 남동쪽 선샤인코스트 지역에 4개의 보육시설을 운영하고 있으며, 가족단위 데이케어시설도 운영하고 있다. 그들은 건강상태와 상관없이 예방접종을 받지 않은 아동은 누구든 수용할 수 없다는 정책을 고수하고 있다.

내게 이런 정책은 권력남용으로 보였다. 호주 어느 곳에도 예방접종을 의무화한 법규는 없다. 어느 주州도 취학 시 이를 요구하지 않는다. 국립보건의료연구위원회NHMRC, National Health and Medical Research Council(정부 자문기구) 역시 이를 의무화하라고 권고한 적이 없었다.

일부 주에서는 학교에 입학하기 전에 아동의 예방접종 상태를 부모가 통지하도록 하고 있지만, 예방접종을 받았건 받지 않았건 통지만 하면 입학이 허가된다. 어떤 사람은 선택을 강요한다는 의미에서 이를 '강요된 선택'이라고도 하지만 어느 쪽을 선택해도 상관이 없다. 설사 증명서가 없어서 예방접종을 하지 않은 것으로 간주되어도 입학을 할 수 있다.

이는 예방접종법의 테두리 내에서 이루어지는 간섭이다. 그러나 여기 마루키도르에서는 문제가 달랐다. 예방접종이 어떤 법률적 근거도 없이 의무화되고 있었다! 근거라고는 오로지 '아동보육센터 정책 및 운영 매뉴얼'에 그렇게 쓰여 있다는 것뿐이다. 게다가 강력하게 실행되고 있었다. 어떻게 이런 일이 가능했을까?

내게는 그것이 주나 연방정부보다 마루키도르 의회가 더욱 강력한 권력을 가진 걸로 비춰졌다. 정상적인 토의과정과 법률을 거치지 않고도 효과적으로 예방접종을 의무화시켰으니 말이다(이런 정책이 도입되기 전에 먼저 의회에서 토의가 되었는지 여부조차 확인할 수 없는 정책이었다는 사실이 청문회에서 밝혀졌다).

1993년 4월 7일, 나는 의회에 항의서한을 보냈다. 내 아이들을 받아줄 것을 요청했다. 아이들의 건강에 대한 모든 책임을 내가 지겠다고 까지 했다(행여 아이들이 아프면 내가 법적 조치라도 취하지나 않을까 그들이 걱정할 것 같아서 그랬지만, 주제넘은 생각이었다). 의회는 내게 회신하기를 내 아이들이라고 예외가 될 수 없으며, 시설의 정책은 다른 아이들을 보호하기 위한 것이라고 했다.

그때 나는 의회의 입장이 상당히 강경하다는 것을 깨달았다. 그들은 왜 이 나라에서는 어떤 사람이라도 받아들일 준비가 돼 있지 않은 태도를 그토록 고집하는 것일까? 내 아이들이 다른 아이들에게 위협이 된다는 어떤 증거도 없다. 아이들이 앓고 있는 상태도 아니다. 오히려 아주 건강하다. 시설에 있는 다른 아이들이 이미 예방접종을 받았다면, 그들은 도대체 무엇을 염려하는 것일까? 그래도 여전히 내 아이들이 위협이 된다? 그래서 금지했다? 그들의 논리에 따르면, 어떤 아이들은 접종을 받았더라도 백신의 효과가 나타나지 않을 수 있고, 또 어떤 아이들은 너무 어려서 아직 예방접종을 받지 않았기 때문에 그들을 보호해야 할 의무가 있다는 것이다.

당시 나는 이런 생각을 했다. 이런 식으로까지 나올 수 있는 힘을 가진 그들이라면 능히 다른 시설, 즉 도서관이나 공원, 화장실, 놀이터 등에서도 내 아이들을 쫓아내겠구나.

민원 제기

나는 국민고충처리위원회The Ombudsman를 찾아가 프레드 알베이츠Fred Albeitz 씨에게 마루키도르 의회가 권력을 남용하고 있다는 의견을 피력했다. 조사에 착수한 그는 즉각 답신을 보내 왔다. 의회가 법적근거(알베이츠의 말에 의하면 1인치나 되는 두께의 서류뭉치)를 내놓더라는 것이었다. 그러면서 그들은 아동

보육법Child Care Act과 작업장보건안전법Workplace Health and Safety Act에 적시된 보육의무를 충실히 이행하고 있을 뿐이라고 했다 한다.

사실 의회가 근거로 제시한 어느 법에도 예방접종은 언급조차 되어 있지 않았다. 그러나 알베이츠 씨는 내 견해를 뒷받침할 만한 법적근거를 제출할 수 없다면 자신도 더 이상은 이 문제에 매달릴 수 없다고 했다. 내게는 법률 자문을 구할 만한 경제적 여유가 없었기 때문에 다른 방법을 찾아야 했다.

그래서 결국 나는 인권위원회에 진정서를 제출했던 것이다. 인권위 직원들은 내게 많은 도움을 주었다. 정책이 법률과 모순된다는 것이 밝혀졌다. 적어도 의회는 그렇지 않다는 것을 증명해야만 했다.

법률과 재심

호주에서는 1992년에 개정된 장애우차별금지법Disability Discrimi
-nation Act에 따라 여러 사안 가운데서도 특히 질병을 유발, 또는
유발시킬 수 있는 미생물을 옮기거나 장차 옮길 수 있다는 이유
로 당사자를 차별하는 것을 불법으로 규정하고 있다. 원래 이
규정은 HIV(인체면역결핍바이러스, 에이즈바이러스) 양성반
응을 보인 사람들이 차별을 당하자, 이를 폭넓게 개정하면서
나온 결과였다. 간단히 말해 이 법이 뜻하는 바는 어떤 사람이
질병보균자거나 보균자로 의심된다고 해서 어떤 방식으로든
그 사람을 부당하게 대우하거나 불이익을 줄 수 없다는 것이다.

마루키도르 지방의회가 하고 있는 일은 분명 차별이었다. 그
들은 예방접종을 받지 않은 아동들을 예방접종을 받은 아동들
에 비해 훨씬 심각한 질병보균자로 간주하고 있었고, 그에 따라

부당하게 대우했다. 이는 분명한 차별이며, 사실이 그랬다. 나는 인권위원회에 진정을 했고, 인권위는 의회가 차별을 하고 있다는 것에 동의했다. 인권위는 의회에 답변을 요구했다.

장애우차별금지법 제48조

마루키도르 의회는 그들이 차별을 하고 있다는 것을 마지못해 인정은 했다. 하지만 그들은 다수의 건강을 보호하기 위해서는 불가피한 조치라고 주장했다. 장애우차별금지법 제48조에는 공공의 건강보호를 위해 차별이 '합리적으로 필요'하다면 그것이 불법으로 간주되지 않는 것으로 돼 있다고 강변했다.

이게 논점이 되었다. 그 정책이 과연 합리적으로 필요한 것인가, 그렇지 않은가? 그들은 예방접종을 받지 않은 아이들이 공공의 건강에 위협이 된다는 주장을 굽히지 않았다. 따라서 배척정책은 합리적으로 필요한 것이며 차별은 적법한 것이라고 했다.

나는 동의하지 않았다. 나는 의회가 예방접종을 받지 않은 아이들이 '위협'이 된다는 것을 증명하지 못했고, 그런 위협은 존재하지도 않으며, 오히려 예방접종 자체가 공중보건에 위협이 된다는 주장을 펼쳤다. 조정을 통해 원만히 해결하려고 노력한 지 2년 가까이 지난 후 결국 이 문제는 청문회로 넘어가게 되었다.

진정 각하

이즈음 인권위 내 장애우차별금지위원회 위원인 엘리자베스 헤이스팅스Elizabeth Hastings가 개입하여 조사를 중단하는 결정을 내려버렸다. 그의 견해로는 마루키도르 의회가 '국립보건의료연구위원회NHMRC'로부터 내려온 "매우 강력한 지침"에 따라 움직이고 있었다는 것이다.

2년간의 공방 끝에 진정은 그렇게 어이없이 끝나버렸다! 나는 이 상황을 어떻게 넘겨야 할지 난감하기만 했다. 진정의 진행과정을 쭉 지켜만 보자고 결심한 처지였지만, 이제는 차별에 대한 책임이 누구에게 있는지조차 불분명해지고 말았다. 국립보건의료연구위원회인가? 아니면 마루키도르 의회인가? 나는 이 문제에 도전해야만 했다.

나는 국립보건의료연구위원회에 이 문제와 관련해서 어떤 권고사항을 내렸는지 밝혀줄 것을 요청했다. 학교나 유치원 입학 시 그런 권고안을 내린 적은 없다는 답변이 왔다. 결국 배척정책은 마루키도르 의회의 작품인 것이 분명해졌다. 그리하여 나는 국립보건의료연구위원회의 회신 내용을 인용하여 인권위원회 로널드 윌슨 경Sir Ronald Wilson에게 재심을 요청했다.

그는 장애우차별금지위원회의 결정을 뒤엎고 위원회에 조사를 계속하도록 지시했다.

청문회가 조직되었다. 위원회에는 윌리엄 카터William Carter가 심의관으로 임명되었다. 마루키도르 의회는 변호사를 선임해 청문회에 대비하고 있었다. 그들은 별도로 자료준비를 위한 변호사까지 구해놓은 상태였으나, 나는 혼자 자료를 준비해야 했다. 개인적으로 변호인을 둘 만한 여유가 없었고, 이 사안을 대수롭지 않게 여긴 인권위원회조차 변호사 선임을 거절한 때문이었다. 다음은 청문회에서 있었던 일을 정리한 것이다.

청문회

첫째 날 - 7월 22일

변호사 존 홀John Hall이 마루키도르 의회를 대표해서 참석하고, 증인으로 아동보육사업 책임자인 제니 워커Jenny Walker와 3명의 전문가를 내세웠다. 왕립아동병원의 존 펀John Pearn 교수, 프린세스 알렉산드라 병원의 감염내과 과장인 마이클 위트비Michael Whitby 박사, CSL사의 예방접종 자문위원인 브라이언 피리Brian Feery 박사가 그들이었다.

나는 나 자신과 (은퇴) 과학자인 비에라 샤이브너Viera Scheibner 박사를 증인으로 신청하고, 의사를 포함 유명한 사람들이 보내준 6편의 진술서를 제출했다.

인권위원회는 우리에게 진행절차를 설명한 뒤, 나를 불러 이번 사건에 대해 증언하도록 했다.

나의 진술

우선 내가 아이들에게 예방접종을 시키지 않은 이유를 설명했다. 여러 가지 문헌을 주의 깊게 살펴본 결과 예방접종이 아이들에게 최선의 선택이 아니며, 질병으로부터 보호해주지 못할 뿐더러 오히려 해가 될 수도 있다는 의견을 피력했다.

그리고 호주에는 예방접종을 의무화한 법률이 없고, 보건당국이나 교육부도 이를 요구하지 않으며, 국립보건의료연구위원회NHMRC조차 이를 권장한 적이 없음을 설명했다. 그런데 어떻게 예방접종을 그렇게 필수적으로 규정할 수 있느냐고 물어보았다. 호주의 헌법(제51조 23a항)은 의료문제에 대해 징병제를 도입하듯이 강제적인 방식을 도입할 수 있는 권한을 의회에 주지 않았다, 또한 불공평한 입장에서 의학적 처치에 관한 동의가 이뤄졌다면 이를 법적으로 유효하다고 볼 수 없으며, 예방접종에 있어서도 그처럼 법적으로 타당하지 않은 동의하에 그것이 수행됐다면 형법 제245조에 의거하여 폭력에 해당한다고 설명했다.

나는 예방접종이 논쟁의 여지가 많은 문제며, 많은 의학전문가들이 예방접종에 찬성하지 않는다는 점도 지적했다. 그리고 미국 상원의원 존 헬루스카John J. Haluska가 1950년대 중반 강제적인 소아마비 예방접종 도입을 놓고 연방법정에서 행한 연설을 그대로 인용한 문건을 읽어 내려갔다.

지금뿐 아니라 앞으로도 약물 및 치료를 위한 처치의 효과에 대해서는 의학적 견해에 항상 차이가 존재할 것입니다. 훌륭한 의사들 사이에 존재하는 뚜렷한 의견차를 법적으로 조정하려는 어떤 시도도 결국 공공의 이익에는 반하게 됩니다.

내가 증언을 마치자, 마루키도르 의회 대표는 내게 아이들을 다른 보육센터에 보냈느냐고 물었다. 나는 그렇다고 했다. 이어서 그 일로 인해 입은 정신적 피해를 길게 설명했다. 의회 대표의 질문은 분명 그들의 차별정책이 실질적으로는 내게 불이익을 가져다주지 않았다고 받아치려는 시도였다.

비에라 샤이브너 박사

다음은 내 쪽의 전문가 증인인 샤이브너 박사의 차례였다. 박사는 유아돌연사와 예방접종과의 관련성에 대한 자신의 연구를 소개하고, 그 주제와 관련해 검토한 주류의학계 문헌 약6만 쪽의 요약분을 제출했다. 이어 오버헤드프로젝터OHP를 이용하여 예방접종의 위해성과 질병감소 측면에서의 비효과성을 논증했다.

서독과 스웨덴처럼 백일해 예방접종을 하지 않는 나라와, 반대로 1978년 예방접종을 의무화한 이후부터 백일해가 증가하고 있는 미국의 상황을 비교해 설명했다. 또한 캐나다, 미국,

형가리, 호주에서 수행된 연구를 인용하여 홍역 백신의 실패 사례를 들고 홍역 및 풍진 백신의 부작용을 제시했다. 영국의 경우 홍역 일제예방접종 캠페인을 벌인 후 심각한 부작용 사례가 500건 이상 발생한 예도 덧붙였다(영국 《의료윤리소식*Bulletin of Medical Ethics*》지는 2개 백신제조사 재고분의 유효기간이 얼마 남지 않아 이를 모두 소진시키기 위해 일제예방접종 사업을 벌였다고 주장했다!).

샤이브너 박사는 비전형적인 홍역, 특히 지독한 유형의 홍역은 예방접종을 받은 사람에게서만 발생하며 치사율이 12~15%에 이른다고 했다. 또한 미국의 레델사**25**가 생산한 DPT(디프테리아, 백일해, 파상풍 혼합백신) 포장지에는 "DPT 접종 후 유아 돌연사증후군이 보고된 바 있다"는 경고문구가 삽입되어 있지만, 호주에서 사용되는 백신의 포장지에는 이 같은 경고문구가 없는 이유에 대해 의문을 제기하기도 했다.

박사의 얘기가 계속되었다. 아동기에 겪는 감염성 질환은 반드시 해로운 것만은 아니다, 면역력을 키워줄 뿐 아니라 장차 나이가 들어 생길 수 있는 심각한 만성질환으로부터 보호해주는 기능도 있다. **예방접종을 받지 않은 환자에 한해서만 백신으로 예방 가능한 질병이라는 진단을 내리도록** 고무한 의학교과서의 편향된 지침에 대해서도 꼬집었다.

박사의 발표로 인권위원회 위원이 당황하는 빛이 역력했다. 인권위 위원은 발표 도중 계속 질문을 던지며 박사의 말을 재차

• • • • •
25 원 이름은 와이어스-레델(Wyeth-Lederle)사로 미국의 백신제조업체다.

확인했다. 끊임없이 딴죽을 걸었다. 그는 박사가 마치 세계의 모든 정부가 잘못된 정책을 펴고 있다고 말하는 것처럼 보인다며, 어떻게 그런 일이 있을 수 있느냐고 물었다. 또한 이 문제를 거론하는 의료인이 소수에 불과한 이유는 무엇이며, 다른 이들은 무엇을 얻기 위해 침묵하는지, 이런 문제에 있어 박사는 얼마나 적합한 인물인지 등등에 대해 연거푸 질문을 해댔다.

그의 반응은 마치 오랜 세월 받아들여 온 신념체계를 뒤흔드는 증거와 마주하자, 이를 믿고 싶지 않다는 표현처럼 보였다. 샤이브너 박사는 오버헤드프로젝터를 활용해가며 기발표된 연구 자료들을 가지고 자신의 모든 주장을 논증했다.

박사는 인권위 위원의 아주 살벌한 시험(거의 심문에 가까운)에도 불구하고 훌륭하게 자신의 주장을 펼쳤다. 무슨 이유에선지 그는 박사가 막힘없이 증거를 제시하는 걸 못마땅해 하는 것 같았다. 전공이 자연과학인 과학자가 예방접종 전문가 자격으로 나와 발언할 수 있느냐고 따져 묻기도 했으니 말이다. 하지만 샤이브너 박사는 자신의 전공분야를 상세히 설명하고, 예방접종과 관련된 자신의 저서가 캐나다 몬트리올 의과대학에서 사용되고 있기도 하다고 덧붙인 뒤, 바로 그 예방접종에 관한 청문회기 때문에 전문가의 한 사람으로 증언대에 서게 되었다는 말을 했다.

샤이브너 박사는 증언대를 떠나며, 인권위 위원을 위해 이미 공개된 한 꾸러미의 의학문헌을 남겨놓았다. 이것으로 내 쪽의 증언이 끝났다. 다음은 마루키도르 의회가 자신들의 정책이 공공의 건강보호를 위해 '합리적으로 필요한' 조치라는 것을 증명해야 할 차례였다.

존 펀 교수와 성스런 문서의 근본교리

브리즈번에 있는 왕립아동병원의 존 펀John Pearn 교수는 예방접종에 대해 깊은 믿음을 가지고 있는 것 같았다. 그가 증언대에서 발언하는 동안 쏟아낸 말은, 내가 보기에, 뭐랄까, 현재 시점에서 예방접종에 대한 의학적 믿음으로 본다면 가장 인용할 만한 말들이었다.……성스런 문서의 근본교리라고나 할까.

펀 교수라는, 이 쓸모 있는 사내가 마루키도르 의회가 선택한 3명의 전문가 중 첫 번째 인물이었다. 그는 증언을 한 후, 휴식 시간 동안 자신을 소개하는 데 특별한 노력을 기울였다. 우리는 즐거운 대화를 나누며, 서로 몇 가지 입장을 공유하기도 했다.

증언대에서 그는 예방접종에 대해 솔직한 평가를 했다. 예방접종의 효과를 간략히 설명하곤 심각한 부작용이 발생하기도 하지만 이점이 훨씬 더 많다고 했다. 그리고 윤리적 딜레마에 대해 길게 이야기했다. 아이들의 권리는 무엇인가? 부모가 과연 자녀의 예방접종받을 권리를 거부해도 무방한가? 등등.

휴식 후 내가 반대심리를 펼칠 순서가 왔다. 법정 진행절차는 내게 낯설었다. 사실 나는 여기까지 오지 않기를 바랐다. 처음 몇 가지 질문을 한 후에 긴장이 풀리기 시작했다. 나는 이미 그들이 자기주장을 뒷받침하기 위해 인용하는 문헌들에 충분히 익숙해져 있었다. 나로서는 문헌에 대해 얼마든지 토론할 준비가 되어 있었지만, 그들은 그렇지 않다는 게 금방 드러났다. 펀 교수는 심지어 이 문제에 관한 주요 의학연구 중에서 널리 알려진 것조차 모르고 있었다.

우선 펀 교수에게 '예방접종vaccination'과 '면역형성immunization'이라는 용어를 명확히 구별해줄 것을 요구했다. 그는 이를 구별하지 않고 섞어 쓰고 있었다. 나는 자연적인 감염, 즉 우연히 병에 걸려서 면역을 얻는 것에 대해서는 어떻게 생각하느냐고 물었다. 그것도 면역형성이 아니냐고 물어보았다. 그는 "질병을 예방하기 위한 모든 형태의 접종"을 포괄하는 의미로 면역형성이라는 용어를 사용했지만, 감염에 의해 자연적으로 얻어지는 면역은 그것이 예방접종에 상응하거나 더 낫다고 하더라도 면역형성의 한 형태로는 여기지 않는다고 답변했다.

나는 토론주제를 부작용으로 바꾸었다. 펀 교수에게 예방접종의 부작용을 다룬 미국 의학연구소IOM, Institute of Medicine의 보고서 내용을 아느냐고 물었다. 이 책의 1장에서 일부 소개한 바 있는 그 보고서는 미 의회의 요청에 따라 연구된 결과물로 지금까지 진행된 연구 중 가장 철저하고 방대한 내용을 담은 공식보고서라 할 수 있었다. 그는 여기에 대해 모르고 있었다.

뿐만 아니라 현재 아동의 1/3만이 충분한 예방접종을 받고 있음을 보여주는 호주 통계청의 최신 자료에 대해서도 모르고 있었다. 사실 3명의 '전문가'라는 사람 중에서 어느 누구도 청문회가 열리기 6개월 전에 발표된 이런 결과를 아는 사람이 없었다. 그들은 여전히 아동의 약 절반이 충분한 예방접종을 받고 있다는 6년 전의 통계자료를 활용하고 있었다.

나는 펀 박사에게 무려 86%라는 아주 높은 예방접종률(전국 평균의 2배가 넘는다)을 자랑하는 선샤인코스트 지역이 왜 호주 내 여타지역과 똑같은 문제를 겪고 있느냐고 물었다. 사실 홍역의 경우 전국에서 2위의 발생률을 보이고 있었다. 펀 교수는 86%란 집단면역을 얻기에는 충분치 않은 수치라고 했다. 90%의 접종률을 보이기 전까지는 계속 홍역이 유행한다는 것이었다. 거기에다 **"예방접종을 받지 않은 사람 중 10%는 당연히 홍역에 걸린다"**고 덧붙였다.

나는 이 말에 주목했다. 이미 2장을 읽은 독자라면 내가 주목한 이유를 이해할 것이다. 예방접종을 받지 않은 사람만이 홍역에 걸린다는 것을 입증할 증거가 있느냐고 물어보았다. 그는 없다고 했다. 내가 정말 아무것도 없느냐고 재차 묻자, 그는 이렇게 답했다.

음, 그것은 아주 기본적인 것입니다. 이전의 자연적 감염이나 면역을 통해 보호를 받는 상황이 아니라면 누구나 병에 걸릴 수 있다는 건 의학적 신념으로 봐도 자명한 이치일 것입니다. **이는 의학에서 성스런 문서에 기록된 근본교리와 같은 것이기 때문에 나는 어떤 증거도 갖고 있지 않습니다.**

금세기를 대표할 만한 인용구가 되겠다는 생각이 들었다. 단지 신념이라는 이유 하나만으로 우리는 계속 예방접종을 받아야 하는가? 나는 주요 의학저널을 통해 널리 알려진 자료를 제시하며 그의 견해에 대해 반론을 제기했다.

그와 내가 이런 상황에 놓이게 된 유일한 이유는 나는 그의 견해를 존중하는 반면, 그는 내 견해를 존중하지 않기 때문이라고 하자 그는 "자녀를 위해 자신이 옳다고 믿는 것을 지키려 하는 걱정 많고 자상한 부모들"을 존경한다고 했다.

나는 미국에서 소아마비를 유발한 백신에 관한 질문을 던졌다. 지난 40년간 미국에서 발생한 소아마비의 대부분이 백신 때문에 생긴 일이라는 점에 대해 어떻게 생각하느냐고 물었다. 그는 그것도 전혀 모르고 있었다.

아뇨. 여기에 대해서는 답하지 않겠습니다. 할 수도 없고요. 유감스럽게도 그에 대해 아는 바가 없습니다.

그는 호주에서 매년 100건 이상의 소아마비 바이러스 감염 사례가 보고되고 있다는 것도 모르고 있었다.

나는 그에 대해 모를 뿐 아니라 솔직히 믿어지지도 않는군요.

다시 한번 자료를 제시해가며 이 모든 소아마비 바이러스의 근원이 어디라고 생각하는지 물어보았다. 그의 대답은 이랬다.

그것은 무해한 사빈 바이러스[26] 때문으로 생각됩니다. 하지만 나는 바이러스학자가 아니기 때문에 단지 그렇게 짐작할 뿐입니다.

그렇다면 1992년에 발생한 "무해한 사빈 바이러스" 감염 사례 중 20건에서 왜 유아돌연사가 발생했느냐고 되묻자, 그는 더 이상 아무 말도 하지 않았다.

둘째 날 — 7월 23일

마루키도르 지방의회는 아동보육사업 책임자인 제니 워커 Jenny Walker를 증언대에 세웠다. 그는 문제가 된 시설 정책의 역사와 이유에 대해 간략히 설명했다. 그러나 반대심리 시 그 정책을 도입하기 전에 자문을 구한 일은 있는지, 어떤 이유로 누가 그런 정책을 입안했는지, 이 문제를 놓고 의회에서 사전투표나 토의는 이루어졌는지 등등에 대한 나의 질문에 그는 아무런 답변도 하지 못했다.

· · · · · ·
26 백신에 사용하기 위해 다양한 방법을 통해 인체에 해가 없을 정도로 바이러스 독성을 악화시킨 소아마비 바이러스를 말한다(사빈 백신과 관련된 문제는 이 책 59쪽에 보다 자세한 내용이 언급된 바 있다).

마이클 위트비 박사

마이클 위트비Michael Whitby 박사는 브리즈번에 있는 프린세스 알렉산드라 병원의 감염내과 과장으로 의회 측에서 다음 순서로 내세운 전문가 증인이었다.

그는 자신을 호주의학협회AMA, Australian Medical Association 감염분과 대표라고 소개했지만, 이후 의학협회 대표가 아닌 개인자격으로 증언하겠다고 밝혔다. 그는 우선 호주의학협회는 예방접종의무화를 지지하지 않는다고 분명히 했다.

증언대에서 그는 천연두와 소아마비 박멸 프로그램을 간략히 설명하곤, 백신으로 예방가능한 질병을 퇴치하기 위해 백신이 필요하다는 말을 했다. 또한 부작용이 있다는 것은 인정하지만, 공중보건을 위한 모든 조치는 다 부작용을 갖기 마련이라고 했다.

공중보건을 위한 모든 조치에서 중요한 점은 어떤 개인에게 나타나는 해로운 결과에 비해 지역사회 전체의 이득이 훨씬 크다는 점입니다.

백신으로 얻을 수 있는 이익이 없다는 샤이브너 박사의 견해에 대해서는 천연두와 소아마비가 박멸되었고, 많은 사람이 홍역 예방접종으로 홍역에 걸리지 않게 되었다는 점에 대해서는 의문의 여지가 없다는 말로 받아쳤다.

그는 오히려 주와 연방정부가 강제예방접종을 도입하지 않음으로써 현실 문제를 회피하고 있다는 말까지 했다. 그래서 나는 나를 지지하는 의사와 그 밖의 사람들이 보내준 진술서(전날 제출했다)에 대해 어떻게 생각하는지 물었다. 그는 소아마비에 대해 길게 설명하며, 자신의 주장을 뒷받침하기 위해 1984년 핀란드에서의 집단발생을 예로 들었다. 그러나 그의 기억은 곤란할 정도로 부정확했다. 반대심리에서 내가 핀란드에서 소아마비 집단발생 당시 몇 건이 발생했느냐고 묻자, 정확하지는 않지만 대략 140건 정도라고 했다. 실제 그 당시 발생한 사례는 단 10건이었고, 그 중 6건은 이미 예방접종을 받은 사람에게서 발병했음을 지적하자, 그는 믿으려 하지 않았다. 다행히 나는 핀란드 사례와 관련해 공개된 자료를 갖고 있었기 때문에 그에게 그것을 제시했다. 그 집단발생은 전형적인 예방접종사업이 펼쳐지던 시기에 발생했고, 영유아 소아마비 예방접종률은 98%에 달해 있었다.

또한 위트비 박사 본인이 논문을 쓰면서 1970년대 미국의 돼지독감 예방접종프로그램에 관한 아치 캘로케리노스Archie Kalokerinos 박사의 논문(내가 전날 제출한 자료였다)을 참고자료로 언급했던 점을 지적하자, 박사는 돼지독감 예방접종사업은 완전히 실수였으며, 모든 사람이 제럴드 포드Gerald Ford 대통령을 비웃었지만, 자신이 아는 한 그다지 해로운 영향은 없었다고 답했다. 이에 대해 당시 미 식품의약국FDA에 근무하면서 예방접종사업을 비판했던 앤터니 모리스Anthony Morris 박사가 《미국 감염의학저널*American Journal of Epidemiology*》에 발표한 논문을 제출하며 예방접종사업의 결과, 사망과 영구적 마비에 대한 보상금으로 수백만 달러가 지불되었던 사실을 제시했으나, 그는 전혀 아는 바가 없었다.

나는 환자의 예방접종 상태에 따라 진단을 내리도록 되어 있는(예를 들어, 어떤 질병에 대해 예방접종을 받은 환자라면, 설사 전형적인 증상을 보인다 할지라도 그 질병으로 진단을 받을 가능성이 적다) 의학교과서도 제출했다. 그는 의사의 진단이 편향될 가능성이 있다는 것에 대해서는 동의를 했다. 하지만 그것이 보고된 통계자료에 영향을 줄 정도는 아니라고 주장했다.

유발성 소아마비의 예를 들며, 1940~50년대 사이 다른 백신 주사로 인해 발생한 소아마비 사례에 대해 박사가 어떤 견해를 가지고 있는지 묻자, "나는 그런 증거가 있다는 것을 믿을 수 없다"고 했다.

현재까지의 연구결과로 볼 때, DPT 백신 접종으로 소아마비가 유발될 가능성이 약 15%라고 한《란셋*Lancet*》지의 논평을 제시해보았다. 그는 여전히 인정하기를 거부했다. "문헌에 나타난 일부의 견해"라고 응수했다.

그렇다면 나라 전체의 평균접종률보다도 2배 이상 높은 접종률에도 불구하고 선샤인코스트 지역이 질병발생 측면에서 더 나쁜 결과를 보이는 이유가 무엇이라고 생각하는지 견해를 물어보았다. 예방접종률이 최적수준인 95%에 도달하지 않는 한, 계속 질병이 만연할 수 있다는 게 그의 답변이었다.

최근에 주목받고 있는 홍역 백신과 만성장질환chronic bowel disease,
백일해 백신과 천식과의 관련성에 대해서도 그의 의견을 물었지
만, 그는 어떤 것도 증명된 바가 없다는 답변으로 일관했다.

브라이언 피리 박사 - '나는 그런 식으로 돈을 벌지 않는다'

브라이언 피리Brian Feery 박사는 스타급 증인 같았다. 1990년까
지 약 20년간 연방혈청연구소(현재 CSL사, 백신 판매회사다)[27]
의 직원이었던 경력을 비롯해, 다 열거하려면 한참 걸리는 이력
의 소유자였다. 많은 연구논문을 발표한 저자이기도 했다. 그는
1994년 《호주의학저널Medical Journal of Australia》에 발표된 자신의
논문 「예방접종에 찬성하는 근거The Evidence in Favour of Immunization」
단 한 편만을 증거자료로 인권위원회에 제출했다.
　현재 자신은 일선에서 은퇴했다면서 이렇게 말문을 열었다.

　……제너가 처음으로 예방접종을 선보인 지 200주년이 되는
　이 시점에서 예방접종의 이익에 대해 의문을 제기하는 것 자체가
　오히려 모순인 듯합니다.

　나는 그가 왜 그렇게 생각하는지 알 수가 없었다. 아마 어떤

• • • • •
27 1990년 CSL사로 이름이 바뀐 연방혈청연구소의 당시 정확한 명칭은 연방혈청제조위원
　회였다(이 책 제1부 「들어가며」에 이를 소개한 각주를 참고하기 바란다. 40쪽).

문제에 대해 의문을 갖지 말아야 할 시점이 있다고 생각하는 모양이었다. 그는 천연두, 디프테리아, 소아마비, 홍역, B형 간염 등에 대해 길게 이야기했다. 그리고 이 청문회에서 제기된 질문이나 통계자료들이 오히려 문제가 있어 보인다고 했다.

문제가 되는 모든 백신이 이익 대 위험성을 따져보면 압도적으로 이익이 크다고 했다. 백신을 접종받은 사람의 합병증 발생률보다 질병에 걸린 사람의 합병증 발생률이 100~1,000배나 높다고 하면서, 이런 주장을 담은 뉴사우스웨일즈주 보건당국의 안내책자를 증거물로 추가했다. 그러나 백신을 접종받은 아동의 질병 발생률은 전혀 제시하지 않았다! 이 집단의 크기가 훨씬 더 커 보이는데도 말이다.

백일해 백신으로 인한 뇌증encephalopathy 발생에 대해서도 영국 고등법원과 미국 의학연구소가 연관성이 없다는 판결을 내렸다며 당연히 사실이 아니라고 주장했다.

이어 백일해 예방접종을 하지 않는 나라(서독 등)에서 백일해 발생률이 더 높으며, 디프테리아와 파상풍 백신은 거의 96% 가량 효과를 발휘한다고 했다.

소아마비에 대해서도 호주에서는 1940년대까지 발병이 증가했지만, 백신도입 이후 감소하기 시작했다고 했다. 나로서는 그가 어디서 그런 정보를 얻었는지 도무지 알 수가 없었다(2장에서 소개한 소아마비 그래프를 참고하기 바란다).

나는 그가 증거자료로 제출한 그의 논문을 가지고 반대심리를 시작했다. 그는 「예방접종에 찬성하는 근거」에서 이렇게 언급했다.

……호주에서의 사망률 감소는 아주 인상적이다. (1970년 예방
접종이 도입된 이래) 홍역으로 인한 사망률이 91%나 감소했다.

나는 이 부분과 관련해 20세기가 시작된 시점부터 **백신이
도입되기 직전**까지 사망률이 98.5%나 감소한 사실을 지적하며
왜 이 사실을 기술하지 않았는지 물어보았다. 분명, 이야말로
인상적인 일이지 않은가?

그는 그런 내용이 자신의 논문에 적합한지 모르겠다고 답했
다. 내가 2장에 실은 그래프(이미 나는 전날 그래프를 그에게
제공했다)를 제시하며 왜 백신도입 **이전**에 사망률이 크게 감소
한 사실을 논문에서 언급하지 않았는지 물은 것이다. 그의 답변
은 간단했다.

그건 내 논문의 목적이 아니었습니다.……편집자는 분량을
제한하고 있습니다. 주제와 관련 없는 내용을 두서없이 마음대로
쓸 수는 없습니다.

나는 새로운 시술의 영향을 기술하면서 그 시술이 도입되기
이전의 상황을 "관련이 없다"고 여기는 전문가들이 많을 거라
고는 생각할 수 없었다. 그는 내가 제시한 그래프에 대해서도
이렇게 말했다.

이것이 바로 이런 질의에서 사용되어 온 선택적 자료의 대표적인 예입니다. 이것은 전체적인 상황이 아니죠.

생각해보자. 한 세기의 3/4에 해당하는 기간 동안의 사망률을 '선택적 자료'라고 딱지를 붙이는 것을. 반박자료도 내놓지 못하면서 말이다. 당연히 나는 내 자료가 '선택적'이라거나 '관련성이 없는' 자료라고 생각할 수가 없었다. 자료의 유효성이라는 측면에서는 결코 의문의 여지조차 없었다. 나는 혹시 자신의 견해를 뒷받침하지 않기 때문에 그런 정보를 생략한 게 아닌지 물었다. 이 말에 화가 난 그는 자신을 지금 부정직하다고 몰아붙이는 것이냐고 했다. 화가 단단히 난 모양이었다. 그는 내가 자신의 인격을 모독했다고 했다. 나는 그가 인신공격으로 느꼈다면 그에 대해선 사과한다고 했다.

그러고 나서 1970년대 중반 영국에서 백일해 접종률이 80%에서 40%로 떨어진 이후의 백일해 상황에 대해 그가 언급한 부분을 놓고 질문을 던졌다. 그는 자신의 논문에서 이렇게 접종률이 떨어진 결과 10만 명 이상의 환자가 발생하고 이 중 27명이 사망하는 심각한 유행이 두 차례 발생했다고 했다. 그런데 27명의 사망자라면 그 때까지의 기록상 가장 낮은 수치였는데, 왜 이를 언급하지 않았는가 물어보았다. 예방접종률이 높았던 시기에 발생했던 예전의 두 차례 대유행에서 66명이 사망한 것에 비한다면 엄청난 감소였는데 말이다.

그는 그렇더라도 그처럼 수많은 발병건수가 보고된 것만은 사실이라는 주장을 했다(사실 예전 두 차례 창궐 때의 2배였다). 하지만 보고된 '발병건수'는 2배인데도 불구하고 '사망자수'는 절반 이하로 줄어든 이유가 무엇이냐고 물어보았다(5장을 참조하기 바란다). 그것은 의학이 발전한 덕분이라는 대답이 돌아왔다. 나는 당국이 대유행을 '예측'하며 의사들로 하여금 모든 사례를 보고하도록 압박하지 않는 경우에는 통상적으로 실제 발생건수의 아주 일부(대략 10% 이하)만이 보고되기 때문이라는 의견을 제시했다.

다시 한번 나는, 그가 자신의 주장과 상충하기 때문에 그런 정보를 누락시킨 게 아닌지 물어보았다.

아닙니다. 이건 정직성을 의심하는 것입니다. 논문이 분명한 사실을 다룬 것처럼 지금도 사실만을 말하고 있습니다. 어떤 사심도 없습니다. **나는 그런 식으로 돈을 벌고 있지 않습니다.**

나는 그의 말로 인해 무언가 짚이는 게 있어 수입은 어떠냐고 물었다. 그는 현재도 CSL사(백신 제조업체이자 유통사)에 고용되어 호주 내 의료 및 제약, 그리고 기타 단체에 자문을 해주고 있다고 실토했다. 또 "예방접종에 대해 알고자 하는 사람들"에게도 자문을 해준다고 했다. 이런 주제와 관련된 청문회에 참석하는 다른 증인들이 그렇듯이 보건의료인들을 교육시키는 데도 관여하고 있음을 밝히기도 했다.

나는 인권위원회 위원에게 피리 박사는 CSL사의 급여를 받는 입장으로, 이 사안에 대해 이해가 대립될 수밖에 없는 것 아니냐는 의견을 개진했다. 그에 대해 인권위는 자신들이 판단할 일이라고 일축했다.

최후변론

나는 예방접종에 대한 결정은 부모의 영역으로 남겨둘 필요가 있다는 점에 대해 5분가량 설명을 했다. 예방접종의 가치에 대해서는 보건의료 분야의 전문가들 사이에서도 여전히 논란의 대상이 되고 있는 만큼, 자유롭게 선택할 수 있도록 해야 한다는 취지였다. 나는 마루키도르 의회 측이 단편적인 사례나 개인적 의견만을 제시한 반면, 우리 측은 전문가의 심사를 거쳐 발표된 방대한 양의 의학문헌과 정부의 통계자료까지 제시했다는 점도 짚고 넘어갔다.

의회 측 변호사인 존 홀John Hall 변호사는 자신들이 내세운 증인들의 증거가 대부분 개인의 의견이기는 하지만, 수년간에 걸친 임상경험을 통해 얻은 것이라 점을 참작해달라고 주문했다.

판결

나는 청문회가 열린 지 5달 후, 1997년의 새해가 밝기 바로 전날 판결문을 받았다. 씁쓸한 새해맞이였다. 많은 것들이 대답 없이, 해결되지 않은 채 그대로 남아 있었다.

나는 예방접종을 받지 않은 비티 씨 댁의 자녀들이 예방접종을 통해 예방될 수 있는 감염성 질환이나 질병을 유발할 수 있는 미생물을 몸속에 지닐 가능성이 있다는 점을 알게 되었습니다.

이는 내 아이들이 모두 질병의 잠재적 보균자라는 사실을 인정해야 한다는 언사에 다름없었다. 내 아이들이 더할 나위 없이 건강하다는 내 주장은 별개로 치더라도, 인권위원회 담당 자인 윌리엄 카터 씨는 특별히 아이들의 건강상태가 어떻다든지, 알고 있는 바가 전혀 없었기 때문이다.

그는 19쪽 짜리 '판결이유서'에서 훌륭한 자격조건을 갖춘 3명의 의회 측 증인들이 제시한 의견에는 의문의 여지가 없다고 했다. 그는 내 쪽의 증인으로 예방접종에 대해 지대한 관심을 갖고 있는 샤이브너 박사 역시 훌륭하고 능력 있는 과학자이긴 하나, 의회 측 증인들의 의견에 반론을 제기할 수 있을 만큼 '적절한' 자격을 갖춘 것은 아니라는 판단을 했다고 한다.

그렇다면 우리가 제출한 엄청난 분량의 의학적 증거자료들은 무엇이란 말인가? 그 자료들이 검토되기나 했을까? 판결이유서를 보면, 그 자료들을 어떻게 처리했는지가 드러난다.

비티 씨와 그의 주요 증인인 샤이브너 박사가 제출한 모든 증거 자료들을 검토하기란 절대 불가능합니다.

그의 판결이유를 밝힌 19쪽 짜리 판결이유서에서 그가 말하고자 하는 내용은 그게 전부였다. 우리가 제시한 증거는 우리에게만 의미가 있었다. 샤이브너 박사는 그가 증언한 모든 내용을 같은 분야의 전문가들의 심사를 거쳐 발표된 의학문헌과 함께 제시했다. 나 역시 반대심리에서 핵심으로 삼은 내용의 근거들을 똑같이 제출했다. 우리는 의견을 제시한 게 아니었다. 오로지 사실, 인정되어 발표된 사실만을 제시했던 것이다. 게다가 나는 임상의는 물론 다른 훌륭한 조언자들의 진술도 함께 제출했다. 그러나 그런 자료 어느 것도 일절 검토되지 않았던 것이다!

인권위원회 담당자는 이 증거들을 어떻게 처리했던 것일까? 판결문을 통해 추측할 수 있는 바는 아예 읽지 않았거나, 최악의 상황을 가정한다면 읽었더라도 그것을 무시하기로 했을 것이다. 둘 중 어느 쪽이든 그는 '판결이유'에 그 자료들을 반영하지 않기로 결정했음이 분명했다.

우리는 백일해나 홍역 등에 걸린 아동의 대다수가 그에 대한 예방접종을 받았다는 사실을 보여주는 자료들도 제출했다. 상대측은 이를 반박하는 단 한 건의 자료도 제출하지 않았다. 오로지 의견만 내세웠다.

또한 의회 측 의견에 대한 반박자료를 무더기로 제시했지만, 여전히 의회 측의 의견만을 믿었다. 반박자료들 모두 가장 권위 있는 의학저널에 엄격한 심사를 거쳐 발표된 자료들이었는데도 말이다.

의료계 인사인 그들이 스스로 의학전문지에 게재돼 널리 유포된 논문들을 무시하고 있으며, 그들의 주장이 같은 의료계 전문가들의 자료와 상반된다는 점을 증명했지만, 여전히 아무런 검증도 거치지 않고 의문도 갖지 않은 채 그들의 주장만을 수용한 것이었다. 나를 아연실색하게 만든 것은 그들이 모든 증거에 눈도 깜짝하지 않았다는 점이다. 그런 증거 따위는 전혀 필요치 않는 듯했다. 단지 현상유지만 되면 그뿐인 것 같았다.

우리가 제시한 증거를 앞에 놓고도 인권위원회 담당자가 어떻게 그런 현상유지적 주장을 지지하게 된 것일까? 특히, 그는 어떻게 한 과학자가 제시한 증거를 그토록 철저히 무시할 수 있었을까?

샤이브너 박사가 아주 교양있고 훌륭하며 헌신적인 전문가들을
자신의 기득권적인 이해관계에 따라 전문가로서의 진실성마저
스스로 저버린 부패한 사람들로 믿게끔 유도한 것은 애석한 일입니
다.

나는 건강과 관련해 무엇이 '진실'인가에 대한 판단에서조차
의사들이 얼마나 강력하게 이를 독점하고 있는지 새삼 놀라울
따름이었다. 그들이 틀렸다는 게 증명되어도 여전히 그들에 대
한 신뢰는 굳건했다. 예방접종에 대한 수용도가 떨어지는 것만
봐도 능히 알 수 있는 일인데도 감히 의사들에게 대놓고 의문을
제기하는 사람은 극히 드물다. 일반인들은 얌전한 회의주의자
나 돼가고 있을 뿐이다.

수용된 믿음

법은 매우 보수적이다. 모든 법이 '수용된 믿음'을 바탕에
깔고 있는 듯하다. 대중적인 견해는 '수용되기' 쉽다. 대중적이
지 않은 견해는 그렇지 않다. 어떤 분야에서는 무엇을 수용할
것인가에 대해 전문가에게 의존한다. 우리사회에서는 독점적
조직이 수용한 믿음이 상당히 존중되고 있다. 의료계는 가장

독점적이고 존경받는 집단 중 하나다. 따라서 의료계가 수용한 믿음은 거의 복음서의 교리에 가깝다. 대개 법정에서 진행되는 심리는 이 믿음에 대한 대중적 승인일 뿐이다.

반면 비대중적인 견해는 수용되기 어렵다. 전통적으로 존경받는 집단이 '수용한' 견해가 아니라면 전혀 중요시 되지 않는다. 따라서 이를 지지할 수 있는 증거 유무는 문제가 되지 않는다.

2장에서 언급했던 것처럼 우리는 예방접종에 대한 문화적 빙의 속에서 산다. 나는 제대로 된 정보를 제공하면 어느 정도 사람들이 거기서 벗어날 수 있으리라는, 나무랄 데 없는 생각을 갖고 있었다. 그러나 청문회에서 내가 제시한 정보는 관심조차 끌지 못하는 정보가 돼버리고 말았다. 어떤 것도 채택되지 않았으니 말이다. 심지어 그래프조차 그랬다. 나는 인권법의 정신은 특정 견해에 대한 '대중적 수용' 여부와 관계없이 정의를 실현하는 데 있다고 생각했다. 지금도 그렇게 생각하지만, 실제 이 사안에 대해서는 그렇게 되지 않았다.

내가 분명히 짚어야 할 것은 모두 말했다. 청문회는 '법적' 절차가 아니라 '행정적' 절차다. 이는 청문회를 통한 결정이 법적 선례를 남기는 일이 아니라는 것을 뜻한다. 내가 법률적인 심판을 청구했다면, 그 결과는 법적 선례가 **될 수 있다**. 그러나 호주에서 가장 존경받는 전직 대법관 중 한 사람인 인권위 위원의 결정이 번복될 것 같지는 않다. 더 이상 이런 이유로 재심을 신청하지는 말라는 충고를 들었으니 말이다.

이 모든 것이 의미하는 바는 무엇인가?

한 가지만은 분명하다. 당신은 자녀에게 예방접종을 시켜야 할 이유가 필요한 게 아니다. 정작 필요한 것은 **예방접종을 받지 말아야 할** 이유다. 그리고 우리가 했던 것보다 더 훌륭하게 그것을 증명할 수 있어야 한다. 이제 자신을 주변에서 일어나는 일이 뭔가 잘못됐다고 여기는 일종의 철학자라고 가정해보자. 부모로서 당신은 예방접종을 받아야 하는 타당한 이유가 필요하다고 생각할 수도 있다. 그러나 이는 우회하는 방식이다. 그리고 이런 접근태도가 당신에게 별다른 영향을 주지 않을 거라고 생각한다면, 다음 사항을 고려해보기 바란다.

윌리엄 카터William Carter 씨의 결정에 의하면, 충실하게 예방접종을 받지 않은 아이들은 보육시설이 합법적으로 수용을 거부할 수 있다. 그렇다면 아주 똑같은 주장을 그에게 제시했던 그들은 공공도서관, 놀이터, 쇼핑센터에서도 아이들의 접근을 거부할 수 있게 된다. 아동이 수용되는 다른 시설의 운영자도 마찬가지다.

전체적으로 의료계 전문가들은 예방접종에 대해 깊은 믿음을 갖고 있다. 지난 200년간 그들은 우리에게 예방접종이 안전하고 효과적이라는 단호한 확신을 심어주었다. 우리의 보수적인 정부들은 저마다 당연하게 그 믿음을 수용했다. 정부와 의료계, 제약업체 간의 밀접한 관계는 그런 믿음이 쉽게 붕괴되지 않도록 공고하게 얽혀 있다. 아주 훌륭하고 존경받는 의사 중에도 이 믿음이 올바른 것이라고 우리를 안심시키는 사람들이 있다. '책임을 다하는 언론'을 추구한다는 대중매체들도 서슴

없이 이런 믿음에 힘을 실어준다. 진정 우리는 문화적 빙의 속에 살고 있다. 이런 점에서 본다면, 내가 패한 것이 전혀 놀라운 일도 아니다.

결론

설마 하는 선입견에도 불구하고, '예방접종 대상' 전염병VPD, Vaccine Preventable Disease의 대다수가 충분히 예방접종을 받은 사람에게서 발생하고 있다. 이런 상황에서 더 이상 유용한 백신이 있다고 가정하기 어렵다. 또한 역사적으로 살펴보아도 질병으로 인한 사망률 감소 측면에서 백신이 뚜렷이 기여한 바는 없었다. 질병이 확산된 전체 규모는 연구의 부족으로 완벽하게 밝혀지진 않았으나, 결국 백신의 사용으로 오히려 죽음과 고통이 널리 퍼졌다.

그렇다면 예방접종을 권장하는 사람들의 동기를 묻지 않을 수 없다. 특히 예방접종을 의무화해야 한다고 말하는 사람들은, 그로 인해 아이들의 법적 보호자인 부모의 권리를 포기해야 하는 입장에서 볼 때 야비하다고 밖에 볼 수 없다.

나는 머지않아 전 세계가 예방접종사업을 중단하는 날이 올 것으로 믿고 있다. 백신을 꼭 원하는 사람들은 계속 백신을 사용할 수 있겠지만, 이를 장려하거나 강요, 또는 차별대우하는 프로그램은 사라질 것이다. 그런 수요도 없어질 것이다.

이렇게 된다면 새로운 시대를 맞은 사람들은 정말로 "깜짝 놀라서 우리를 뒤돌아보게" 될는지도 모른다. '새로운' 정보가 조명을 받게 될 것이다. 그러나 이 정보는 새로운 정보가 아니다. 이전에는 무시되었던 오래된 정보일 뿐이다. 새로운 시대가 열리면, 사람들은 새로운 시각으로 세상을 보게 될 것이다. 세상이 조금씩 변해가면서 이전에 우리가 주목하지 않았던 곳에 빛을 비추게 될 것이다.

이 책은 예방접종과 관련해서 보다 나은 시대가 올 것이라고 전망하고 있지만, 현재의 우리는 그간의 대규모 투자(경제적, 과학적, 정서적 투자)로 인해 계속 어둠 속에 머물고 있다.

지금 이 순간에도 문화적 빙의는 계속되고 있다. 백신 제조업체들은 계속 보건당국을 상대로 백신을 선전하고, 보건당국은 백신이 필요하다고 믿는다. 의사들은 보건당국이 말하는 것을 믿는다. 그리고 대중은 의사가 말하는 것을 믿는다. 이렇게 우리는 모두 백신이 과거의 재앙으로부터 우리를 구했다는 **신앙**을 키워가고 있다.

문헌에 대하여

이 책에서 사용한 '유용한 증거자료' 또는 '연구결과'와 같은
용어는 흔히 '문헌literature'이라고 하는, 발표된 연구결과물을 뜻
한다. 다시 말해, 문헌은 축적된 과학적 성과다. 의료분야에서
는 이를 '의학문헌'이라고 한다. 일반적으로 연구내용과 결론,
해설로 구성되어 있다.

전 세계적으로 셀 수도 없이 많은 연구자들(과학자, 의사 등)
이 연구를 진행하고 있다. 어떤 분야는 연구진행에 필요한 돈을
외부에서 기부 받는다. 대개 제약회사, 정부, 또는 대학들이 연
구비를 지원한다. 연구자들은 뭔가 흥미로운 것을 발견했을 때,
'연구논문'을 작성, 이를 인정받기 위해 발표기회를 찾는 데
힘을 쏟는다. 또 지식축적에 기여하려고 노력한다. 이를 위해
보통 하나 이상의 '저널'에 자신의 연구논문을 보낸다.

'저널'은 일차적으로 의사나 그 외 연구자들을 위한 잡지 또는 소식지의 역할을 한다. 다른 잡지와 마찬가지로 정기적으로 발간되며, 최신 뉴스와 연구결과, 비평들을 담는다. 다른 저널에 비해 더 유명세를 타는 일부 저널은 자신의 연구결과를 발표하고픈 선망의 대상이 되기도 한다. 각 저널들은 엄격한 자격기준에 맞는 사람들로 구성된 편집위원회를 갖춰 이들이 연구논문의 게재 여부를 결정한다. 기본적으로 주제가 흥미롭고 제대로 연구되어 잘 써진 논문이 저널에 실린다. 이로써 연구논문이 '문헌'의 한 부분이 되는 것이다.

그래서 문헌은 마치 거대한 조각그림 맞추기 같다. 하나의 연구논문은 한 개의 조각이다. 문헌을 통해 어떤 판단을 내리기 위해서는 일단 관련분야의 조각들을 찾아서 모아야 한다. 당연히 판 크기에 맞는 조각이 모두 확보될 때까지 전체그림은 나타나지 않는다. 조각을 모아 그림을 만들어가는 절차를 '문헌고찰 literature review'이라고 한다. 문헌고찰과 관련된 문제 중 하나는 조각이 항상 꼭 들어맞는 것은 아니라는 점이다. 어떤 조각은 아직 만들어지지 않아서 엉뚱한 그림으로 형상화될 수도 있다. 종종 어떤 그림이 나올 것이라는 사전기대가 사고에 영향을 끼쳐 잘못 맞춰진 그림을 옳은 것으로 여길 수도 있다. 이런 현상이 특정한 방식이나 방향으로 사고하도록 훈련받은 연구자에게서 특히 두드러진다. 나는 현대의 의학적 사고가 여기에 해당한다고 확신한다.

　의학교과서, 보건당국이 발행하는 소책자와 안내서, 의사의 권고 등 모든 것이 '문헌'에서 나왔다. 적어도 그것이 어떻게 나왔는지는 알 수 있다. 근본적으로 의학교과서는 '문헌고찰'의 결과물이거나 문헌으로 맞춰진 '그림'이다. 문헌에 기초한 어떤 책이나 기사, 권고사항 등도 직·간접적인 '문헌고찰'에 해당한다.

예방접종과 관련해선 수천 편의 연구논문이 있다. 분명 부모(또는 누구든)가 어떤 결정을 내리기 전에 하나의 그림을 찾으려고 이 모든 것을 살펴본다는 게 비현실적인 일이긴 하지만, 불가능한 것만은 아니다. 이미 대부분의 부모가 책이나 기사, 안내책자, 전문가의 조언 등을 통해 '문헌고찰'을 하고 있다.

앞서 언급했던 것처럼 조각그림 맞추기의 어려움과 연구자의 기대로 인해 다양한 방식의 문헌고찰은 서로 다른 그림을 만들어낸다.

짐작하겠지만, 소책자나 기사보다는 구두로 발표된 보고가 훨씬 더 많다. 마찬가지로 책보다는 소책자와 기사가 훨씬 많다. 이 모든 것이 서로 다른 두 가지 범주(예방접종에 '찬성'하는 쪽과 '반대'하는 쪽) 중 하나에 속한다.

흥미로운 것은 예방접종을 다룬 대부분의 책은 이를 '반대'한다는 점이다. 반면 의사의 보고서는 대부분 '찬성'하는 쪽이다. 소책자 역시 대개 '찬성'하는 쪽이고, 저널에 게재된 논문은 펴낸곳에 따라 이 양쪽이 혼합된 양상을 띤다.

출처와 관점이 제각각인 여러 자료를 읽다보면, 어떤 연구와 결론이 타당한지에 대해 판단을 내릴 수 있게 될 것이다. 이를 통해 당신이 알게 될 가장 중요한 점은 **예방접종이 논쟁의 한복판에 있다는 사실**이다.

선택은 당신 몫이다. 다양한 견해에 대해 심사숙고하고 자신의 생각을 보다 명료하게 해주는 문헌을 참고하여 **스스로 결정을 내려야 한다**.

1) *Medical Journal of Australia* (Feb 11, 1928; July 7&14, 1928).
   Shelton, H. M. (1931), *The Hygienic Care of Children*.

2) *The Sydney Morning Herald* (Sep 5, 1994).

3) *British Medical Journal* (June 15, 1996), vol. 312, p.1494.

4) *Journal of the American Medical Association* (April 26, 1995).

5) National Academy Press (1991), *Adverse effects of pertussis and rubella
   vaccines*, Washington DC.

   National Academy Press (1993), *Adverse events associated with childhood
   vaccines*, Washington DC.

   National Academy Press (1994), *DPT vaccine and chronic neurological
   dysfunction - a new analysis*, Washington DC.

6) *The Lancet* (Jan 8, 1994), p.105.

7) *New Zealand Medical Journal* (May 24, 1996), p.195.

8) *Pediatrics*(Suppl.) (1988), p.939.
   Scheibner, Viera (1993), *Vaccination-the Medical Assault on the Immune
   System*.

9) *Pediatric Infectious Disease Journal* (April 1987), p.364.

10) *New England Journal of Medicine* (July 6, 1995), P.61.

11) *Morbidity and Mortality Weekly Report* (1986), vol. 35, pp.671-674.

12) *The Washington Post* (September 24, 1976).

13) *Pediatric Infectious Disease Journal* (Oct. 1995), Vol. 14, No. 10, p.836.

14) *The Lancet* (Oct 24, 1992), p.1005.

15) *Bulletin of the World Health Organization* (1994), 72(6), pp.907-914.

16) *New England Journal of Medicine* (Feb 23, 1995), p.500.

17) *New England Journal of Medicine* (July 6, 1995), p.64.

18) *British Medical Journal* (Sep. 24, 1994), p.759.

19) 호주면역정보위원회(Australian Council for Immunization Information) 대표인 모린 힉먼(Maureen Hickman)은 1997년 4월 7일, 시드니 국회 의사당에서 "아이들을 위한 최대관심사(In the Best Interests of the Child)"라는 주제를 놓고 열린 포럼에서 같은 내용을 발표했다.

20) US Dept. of Health, Education and Welfare (1978), International Symposium on pertussis, Washington DC.

21) *British Medical Journal* (April 22, 1967), pp.210-213.

22) *Communicable Disease Intelligence Bulletin* (Nov 15, 1993), p.547.

23) Coulter & Fisher (1991), *A Shot in the Dark*, Avery Publishing Group, p.202.

24) Sinclair, *Vaccination-the Hidden Facts*, 5th ed., p.21.

25) Contemporary Books Inc. (1985), *Dissent in Medicine: Nine Doctors Speak Out*, USA.

26) *Journal of the American Medical Association* (Jan 4, 1994), p.68.

27) *Pediatric Infectious Disease Journal* (1987), 6, pp.141-144.

28) *Journal of the American Medical Association* (Jan 4, 1994), p.68.

29) *Bulletin of the World Health Organization* (1993), 71(1), p.94.

30) *The Lancet* (April 29, 1995), p.1071.

31) *Journal of the American Medical Association* (Aug 24/31, 1994), p.593.

32) *The Herald Sun* (Sep. 14&20, 1994).

33) NHMRC (1994), *Australian Immunisation Procedures Handbook*, 5th Ed., p.97.

34) 위의 같은 책, p.25.

35) *American Journal of Epidemiology* (1984), 119(1), pp.135-139.

36) *Reviews of Infectious Diseases* (Sept/Oct 1987), Vol. 9, No. 5, p.873.

37) *Pediatric Infectious Disease Journal* (May 5, 1990), p.374.

38) *New England Journal of Medicine* (June 20, 1991), p.1767.

39) *The Lancet* (April 30, 1988), p.956.

40) 개인적 접촉(1994. 10. 14.).

41) *New England Journal of Medicine* (July 7, 1994), p.16.

42) *Morbidity and Mortality Weekly Report* (March 26, 1993).

43) *Morbidity and Mortality Weekly Report* (July 5, 1985).

44) *Journal of the American Medical Association* (March 24&31, 1993), p.1489.

45) *Journal of Pediatrics* (Nov. 1989), p.686.

46) *Pediatric Infectious Disease Journal* (Oct. 1995), Vol. 14, No. 10, p.872.

47) *British Medical Journal* (1981), 283, pp.696-697.

48) *New England Journal of Medicine* (Feb 8, 1996), p.349.

49) *New England Journal of Medicine* (Feb 8, 1996), p.341.

50) *Morbidity and Mortality Weekly Report* (July 21, 1995).

51) 사우스오스트레일리아주 보건위원회(South Australia Health Commis -sion)에는 미공개 통계자료를 요청했으며, 개인적으로 접촉한 각 주의 보건당국 담당자는 다음과 같다.
빅토리아주의 예방접종 담당관 로즈매리 레스터(Rosemary Lester) 박사, 태즈메이니아주 공중환경 및 건강 책임자인 마크 제이콥스 (Mark Jacobs) 박사, 퀸즐랜드주 전염병 담당부서의 질병학자인 디 즐리 카설크(Desley Kassulke) 박사, 웨스턴오스트레일리아주 보건 부의 전염병통제프로그램 운용책임자인 토니 왓슨(Tony Watson) 박사.

52) *Acta Paediatric Scand* (1984), 73, pp.417-425.

53) *Medical Journal of Australia* (Sept 8, 1973), p.481.

54) *Bulletin of the World Health Organization* (1993), 71(1), pp.93-103.

55) *Reviews of Infectious Diseases* (May-June, 1983), p.439.

56) *Bulletin of the World Health Organization* (1991), 69(1), p.1.

57) *Morbidity and Mortality Weekly Report* (July 27, 1990).

58) *New England Journal of Medicine* (March 26, 1987), p.771.

59) *Morbidity and Mortality Weekly Report* (June 1984).

60) *Morbidity and Mortality Weekly Report* (Feb 1, 1985).

61) *Pediatric Infectious Disease Journal* (April 1993), p.292.

62) *Morbidity and Mortality Weekly Report* (April 19, 1996), pp.305-307.

63) *Journal of the American Medical Association* (April 27, 1994), p.1239.

64) *Bulletin of the World Health Organization* (1991), 69(2), p.213.

65) *Bulletin of the World Health Organization* (1992), 70(3), p.317.

66) *Medical Journal of Australia* (May 1, 1995), p.471.

67) *The Lancet* (May 19, 1990), p.1192.

68) *The Lancet* (April 3, 1993), p.903.

69) *The Lancet* (Dec 8, 1984), p.1322.

70) *The Lancet* (June 21, 1986), p.1427.

71) *Bulletin of the World Health Organization* (1993), 71(3/4), p.307.

72) *The Lancet* (Jan 1, 1994), p.51.

73) *The Lancet* (Sept 3, 1994), pp.661-664.

74) *The Lancet* (Sept 21, 1991), p.715.

75) *Communicable Disease Intelligence Bulletin* (July 11, 1994).

76) *Communicable Disease Intelligence Bulletin* (July 10, 1995), p.338.

77) Sinclair, *Vaccination-the Hidden Facts*, 5th ed., p.56.

78) Scheibner, Viera (1993), *Vaccination-the Medical Assault on the Immune System*, 저자 서문.

79) *Medical Journal of Australia* (Feb 9, 1952), p.169.

80) *Medical Journal of Australia* (Dec 8, 1951), p.790.

81) *Medical Journal of Australia* (March 3, 1951), p.343.

82) *Medical Journal of Australia* (March 3, 1951), p.343.

83) Plotkin & Mortimer (1994), *Vaccines*, 2nd ed., pp.155-204.

84) *Medical Journal of Australia* (July 28, 1956), p.158.

85) *Medical Journal of Australia* (Nov 4, 1967), p.861.

86) *Communicable Disease Intelligence Bulletin* (Sept 16, 1996), Vol. 20, No. 19, pp.403-405.

87) *Communicable Disease Intelligence Bulletin* (1993), Vol. 15, p.547.

88) *Bulletin of the World Health Organization* (1992), 70(5); pp.591-596.

89) *Bulletin of the World Health Organization* (1994), 72(6); pp.907-914.

90) *Bulletin of the World Health Organization* (1994), 72(6); pp.915-920.

91) *The Lancet* (Sept 7, 1991), Vol. 338, pp.593-597.

92) *The Lancet* (Oct 8, 1994), Vol. 344, p.1026.

93) *Bulletin of the World Health Organization* (1992), 70(1), pp.70-84.

94) *The Lancet* (Jan 2, 1993), Vol. 34, p.61.

95) 마크 도노휴(Mark Donohue) 박사가 1997년 4월 7일, "아이들을 위한 최대관심사"라는 주제의 포럼에서 행한 연설이다.

96) Scheibner, Viera (1993), *Vaccination - the Medical Assault on the Immune System*, p.82.

97) *Reviews of Infectious Diseases* (May/June, 1983), p.391.

98) *Archives of Internal Medicine* (Aug 22, 1994), Vol. 154, pp.1815-1820.

99) *Bulletin of the World Health Organization* (1993), 71(1), p.94.

100) *Children's Immunization Australia* (April 1995) - 호주 통계청으로부터 입수한 미발간 자료다.

101) 1997년 4월 7일, 시드니 국회의사당에서 "아이들을 위한 최대관심사"라는 주제를 놓고 열린 포럼의 연설 중에 한 말이다.

102) *Archives of Diseases in Childhood* (1984), 59, pp.162-165.

103) *Morbidity and Mortality Weekly Report* (March 17, 1995), Vol. 44, No. 10, pp.177-181.

104) *Morbidity and Mortality Weekly Report* (Nov 5, 1993), Vol. 42, No. 43, pp.840-847.

105) Hopkins (1983), *Princes and Peasants - Smallpox in History*, p.229.

106) *Communicable Disease Intelligence Bulletin* (June 11, 1995), p.289.

107) *The Lancet* (March 11, 1995), p.661.

108) *The Lancet* (May 27, 1995), p.1380.

109) *Weekly Epidemiological Record* (April 14, 1995), p.105.

110) *Natural Health* (Oct/Nov 1992), p.2.

111) *Medical Journal of Australia* (May 15, 1995), p.553.

112) *ATSIC News* (April 1997).

113) Queensland Health (Dec 1996), *Health of Queensland's Aborigines and Torres Strait Islanders: Status Report.*

114) 위의 같은 책.

115) 호주연감, Implementation of the Commonwealth Govt responses to the Recommendations of the Royal Commission into Aboriginal Deaths in Custody; 1995-96.

116) NATSIS Social Atlas (1994).

117) Human Rights and Equal Opportunities Commission (1997), *Bringing Them Home.*

118) *Archives of Diseases in Childhood* (1987), 62, pp.754-759.

119) Coulter & Fisher (1991), *A Shot in the Dark*, Avery Publishing Group.

120) 이 장에 소개된 내용은 다음 책들을 참고하여 정리한 것이다. 허버트 셸턴(Herbert. M. Shelton)의 『어린이 위생보건*The Hygienic Care of Children*』, 엘리너 맥빈(Eleanor McBean)의 『독침*The Poisoned Needle*』, 게일(A. H. Gale)의 『전염병*Epidemic Diseases*』, 한나 앨런(Hannah Allen)의 『곤경에 빠지지 말라*Don't Get Stuck*』, 존 에일러(John M. Eyler)의 『빅토리아시대의 사회의학*Victorian Social Medicine*』, 구스타브 노잘 경(Sir Gustav Nossal)의 『자연의 방어*Nature's Defences*』, 토머스 매코원(Thomas McKeown)의 『의학의 역할*The Role of Medicine*』.